心とからだを磨く生き方

「よい呼吸」が人生100年を支える

帯津良一
医師　帯津三敬病院名誉院長

横田南嶺
臨済宗円覚寺派管長

インターブックス

心とからだを磨く生き方

帯津良一
医師　帯津三敬病院名誉院長

横田南嶺
臨済宗円覚寺派管長

まえがき

帯津良一

横田南嶺師は超一流の著名人です。一度もお会いしたこともないのに、そのご尊顔《そんがん》はよく存じ上げていました。それだけ各種のメディアに登場していたのでしょう。その上に、鎌倉の円覚寺の管長さんという肩書きです。どう見ても雲の上の人です。

だから、対談のお話があった時は、一瞬信じられませんでした。

私などではお相手は無理でしょう。

と思ったのでした。しかし、どうやら本当の話であるとわかった時は、そこはかと無いうれしさが漂《ただよ》ったものでした。人間とは勝手なものです。それでもある種の怖気《おじけ》は共存していました。

そして、まもなく、致知出版社《ちちしゅっぱんしゃ》の会合でごいっしょすることになりました。

しかし広い会場で1000人を超える大集会です。まだまだ怖気が優先です。この席では常に少し離れたところに居て、お会いしないことにしました。しかし、ご老師様のほうが一枚上手《うわて》でした。一瞬の虚《きょ》を突かれて声をかけられてしまったのです。思わず、

「あなたのような偉い方と対談する資格はありませんが、よろしくお願い申し上げます」

と挨拶してしまったのです。

そうしましたら、対談が急に楽しみになって来ました。

というのは私も当年とって八八歳。いわゆる米寿です。その上、がん治療の現場に身を置いて六二年目に入りました。

人が生きるということ。

生と死について。

死後の世界について。

などについて折にふれて思いを馳せています。

最初の二〇年は外科医として食道がんの手術に明け暮れ精を出してきました。特に最後の七年間は東京都のがんセンターとしてスタートしたばかりの都立駒込病院では全国から呼び集められた精鋭たちの作り出す高い場のエネルギーのなかで西洋医学の枠を堪能《たんのう》しました。私の今あるのはこの時のおかげと感謝しています。

しかし、体を観ることにかけては他の追随を許さない西洋医学が命を観ようとしないことに限界を感じて、命に焦点を当てた中国医学を合わせた中西医統合のがん治療を旗印にかかげた帯津三敬病院を開設したのが一九八二年十一月。一九八〇年の初めての訪中の際、北京市がんセンターでお世話になった李岩《りがん》先生の指導のもと、何回もの訪中を繰り返しながら、中医学のレベルアップを図りました。

そこにアメリカからホリスティック医学が入ってきました。ホリスティック医学とは体、心、命が一体となった人間まるごとを対象とする医学です。いつの間にか要素還元主義《ようそかんげんしゅぎ》に陥った西洋医学に対する反省あるいは批判から一九六〇年代のアメリカ西海岸に生まれた考え方で、その基本理念は南アフリカ連邦の哲学者で政治家のJ・クリスチャン・スマッツの提唱する全体論すなわち

全体は部分の総和としては認識し得ず、全体はそれ自身としての原理的考察が必要である。

というものです。

がんは体だけの病ではなく心にも命にもかかわる病であることを認識している私はすぐにホリスティック医学を取り入れ、同志と語らって、一九八七年に

日本ホリスティック医学協会

を設立しました。それからはホリスティック医学にまっしぐら。ホリスティック医学は医療と養生の統合で始まり、生と死の統合をもって究極とします。

この両極をつなぐのが日々のナイスエイジングすなわち、

老化と死とをそれとして認めて、これを受け容れた上で老化に楽しく抵抗しながら、自分なりの養生を果たして行き、生と死の統合を目指す。

ということになります。

このように日々のナイスエイジングはホリスティック医学の、そして生きることの中核です。少しでもその質を自分なりに高めていきたいと思うのは人情というものでしょう。そして、そのための最大の援軍が長い年月を経てはぐくまれた仏教の英知ではないでしょうか。だから、この対談には恥をしのんでおおいに期待したものです。その結果、期待を十分に超える成果を得ることができました。

最後に蛇足ながら申し上げますと、私が密かに伺いたいと思っていたことは、お酒と女性と死後の世界についてのお考えでした。いずれもすばらしいお考えをお聞かせいただきました。とりわけすばらしかったのが女性についてでした。すかっとしました。

いやあ、いい経験をしました。インターブックスの松元さんをはじめ関係者の皆様に心底から感謝致します。

ありがとうございました。

2024年4月

目次

第2章
がん治療を支えるホリスティック医学

第3章
品位ある生き方をめざす
それぞれの死生観

第1章

いつまでも健康でいるヒント

医師と禅僧の養生法

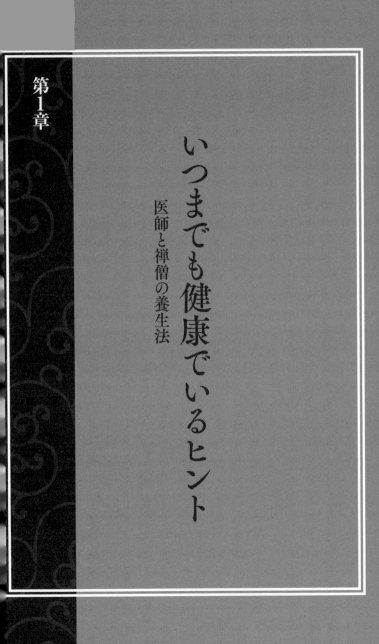

呼吸法が元気のもと

横田　帯津先生はいつも本当にお元気でいらっしゃる。ぜひ本書ではその秘訣をお伺いしたいと思っているんです。先生はおいくつになられましたか？

帯津　八七歳です。

　元気なのはいくつか理由があると思うんです。

　その第一は「呼吸法」かもしれません。毎日やっているのは、気功と調和道丹田呼吸法（コラム❶）ですね。川越の帯津三敬病院にいるときは毎日続けています。川越には十二種類くらいの気功を、院内の道場でやることができるんです。二四畳の小さな道場から始めたのが、今では一三〇畳の道場になりました。でもコロナで道場を閉めなくてはいけなかった。二〇二三年の五月から再開しましたが、まだ昔の勢いはないですね。池袋のクリニックにいる時は億劫《おっくう》になってやらないこともありますが、続けるようにしています。

横田　いつ頃から始められたんでしょう。

帯津　最初に始めたのは五〇年ほど前ですから三〇代ですね。私は身体が小さかったので、学生時代は強くなりたいと思って空手部に入っていました。ところが医者になって外科に進んだら、ものすごく忙しくって空手なんて続けられない。どうしたものかと思っていたところ、通勤の途中に「八光流柔術*」という看板を見かけたんです。空手部の先輩が「八光流に手を出すな」と言うぐらい怖い柔術なんだそうです。

　でも私はかえって興味を持っちゃってね（笑）。すぐに訪ねていって入門しました。

　これは相手の鍼灸の治療点の経絡や経穴に手がかかった途端に、臍下《せいか》丹田の気を一気に集めて瞬間的に刺激を加えるものなんです。そうすると激痛が走るものですから、相手はそのまま倒れちゃう。非常に東洋医学的なんですよ、何

＊八光流柔術　病気やけがから身を守るもので、武術のほかに経路を指圧する「皇法指圧」という技術がある。

しろ経穴、経絡が攻撃点ですから。

でも、丹田の気を経穴に持っていくのはものすごくむずかしい。だから私は直感的に「これは呼吸法をやった方がいいな」と思って「調和道」に入門し、ずっと続けてきました。

コラム❶

調和道丹田呼吸法

真言宗智山派の藤田霊斎師が厳しい修業の末にたどりついた健康法。明治四〇年に、万人の健康法として「息心調和法」の名称で、千葉県千葉町（現・千葉市）に道場を開いたのが最初とされる。

二代目の会長として就任した医学博士の村木弘昌氏は呼吸生理学の研究に力を入れ、医学的見地からより安全で、老若男女、病弱者にも受け入れられる健康法としての道を模索し、息法体系の再編と改善を行った。

平成二年には帯津良一氏が第三代会長に就任。

帯津氏は丹田呼吸法を「西洋医学」だけではなく「ホリスティック医学」の立場から考え、究極の養生の道としてとらえている。

（ホリスティック医学については第2章参照）

吐く息に気持ちを込めると健康にいい

横田　私がこの頃思っておりますのは、呼吸法とは一つの手段であって、それが身についてしまえばもう呼吸法も忘れて、ちゃんと呼吸ができているのが理想ではないかということなんです。「調和道丹田呼吸法」ですと、「三呼一吸法」で「ハー、ハー、ハー」と息を吐き、「スー」と一度吸う。それが一つの方法であって、ちゃんと身についたら別段それを意識しなくてもちゃんと呼吸が整っていくんじゃないかと思うのです。だからもう、私は何もしません。

帯津　それでいいと思いますよ。

横田　私もいろんな呼吸法をずっと続けてきましたけれど、それを全部手放して自然と起きてくる呼吸に任せた時に初めて、「ああ、こういうものかな」と思うようになりました。あんまりこだわりすぎることは良くないんじゃないでしょうか。

人によっては「何分間息を吐かないといけないのかな？」というように一生懸命になり過ぎて、苦しくてしようがないと。何も苦しくなるまでやらなくてもいいんじゃないかと思うんですけどね（笑）。

やっぱり呼吸法は一つの手段であって、それすらももう手放して、身体が本来持っている呼吸が素晴らしいというところまで行くのが理想だと思うんです。

帯津　はい、そう思いますね。やはり、管長さんのなさっている「坐禅」が修行の頂点にあるんじゃないですか。

横田　いえいえ、私もさんざん、いろいろなことをやってきましたけれども、そういうものすらも手放していくのがいいのではないかと思っています。

帯津　私は「調和道丹田呼吸法」の会長をやっていた頃、東京都台東区谷中にある臨済宗の名刹「全生庵」で、「清風仏教文化講座」に月二回呼ばれていた時期があったんです。そこではまず仏教の先生がお話しした後、私が呼吸法の話をするというのを十年以上やっていました。

横田　仏教と呼吸法のお話をセットで聞けるというのはいいですね。というのは、仏教を理解するにはやっぱり数学の難問を解いたりむずかしいテーマを追い求めたりするような学問的な思考法ではなく、心を落ち着けて穏やかにいることが大事ですから。仏教の場合は、頭で理解するというよりも心が穏やかになってきて、自然に声が入ってくるような状態で聞いているのがいいんです。「仏教を理解してやろう」などと思っていると、かえって迷路に入ってしまうことがありますね。私がよく言うのは「鳥の鳴き声を聞いているような感じで話を聞いているのがいちばんいい」ということ。

帯津　なるほどねえ。

横田　時々、「ここはどういうことですか?」「ここに矛盾点があるじゃないですか」と理詰めに問われることがあるのですが、もともと仏教は矛盾だらけのものですからねえ（笑）。

　理論的に考えるよりも落ち着いた心で聞くのがいちばんですよ。話を聞いた後に坐禅したり、その逆だったりというのと、先生の呼吸法とは同じようなものだと思います。

帯津　そうですね。呼吸法はある種気功の一種ですから、「調身・調息・調心」でやるものです。

「調身」とは身を整える。上半身の力は抜けて下半身に気が漲っている「上虚下実」の状態を目指すものです。

「調息」は吐く息に気持ちを込め、身体の中で増えようとしているエントロピーを外に捨てるんです。身体の中でエネルギーの変換が起こる都度、エントロピーが出てきて秩序を乱すのでそれを捨てる。吐く息や汗、涙、大便小便がそれに当たります。ノーベル賞を受賞したエルヴィン・シュレーディンガーが言い出したことですが、これがすっかり定説になりました。吐く息に気持ちを込めるだけで身体の中の秩序が失われずに済む。だから健康維持にも良いんです。

「調心」は「不動智」、すなわちどんな誘惑にも負けない心。負けないけれど一箇所に固まっているのではなく、四方八方にゆらゆらと動きながらも、一旦緩急あればさっとそこへ行く心のことなんです。沢庵《たくあん》和尚の「不動智神妙録」

という本に出てきます。「無念無想」とは違うし、どこかに凝り固まっている心とも違う。この「調身・調息・調心」が気功の基本になっています。

帯津三敬《さんけい》病院でも十二種類くらいの気功をコロナ流行前は院内の道場でやっていたんです。

身体の中の汚れたものを吐き出す

帯津　管長さんもいろいろな呼吸法をなさっていたそうですね。

横田　はい、研究してきました。たとえば江戸時代に貝原益軒《かいばらえきけん》が書いた『養生訓』（コラム❷）には、具体的に健康で長寿を保つ養生法が紹介されていると、近年よく読まれているようです。

身体の中のエントロピーを外に出すなんて、『養生訓』にあるように「身体の中の汚れたものを吐き出して清らかなものを吸い込む」と同じ理念のように思いますね。

帯津　本当にそうですよ。今の若い人は出すよりも入れることを考えがちだと思うけれども。でもよく考えてみると、入れるよりも出す方が大事なんです。

横田　まず空っぽにしませんとね。空っぽだからいろんなものが入ってくる。空っぽが不安だという方もいますが、私は「空っぽほどいいものはない」と思うんですが（笑）。不安かなあ。部屋だって空っぽだからいろいろ使えるんでね。

インドの古い王様の話があります。

王様が家来たちに「人生の喜びは何であるか？」と訊ねるところから話は始まります。家臣たちは皆王様に阿《おもね》って、「それは王様にお仕えすることです」などと言うのですが、ある家臣が「人生の楽しみは、大便をすることです」と答えたものですから王様は激怒。でもその家臣は「本当のことです。私はそれを実証して差し上げます」と答えて、王様に狩りをさせるため森へ連れて行くわけです。狩りをして、ご馳走を食べさせて、美女で周りを囲ませる。すっかりいい気持ちになった王様は一晩テントに泊まり、翌朝トイレに行こうと思ったらトイレがない。仕方ない、森でいたそうかと思ったら、周りを美女に囲まれていて外に出られない。もう苦しくて苦しくてどうしようもなくなった時に、家来が「王様！　今ようやくトイレができあがりました！」と。ダーッと駆け込んでスッキリして出てきた王様に、家来が「いかがでしたか？」と言うと、王様は「なるほど、人生いちばんの喜びは大便をすることであった」（笑）。

帯津

人間、出すものを出せないほど苦しいことはありません。大便でも小便でもね。私は幸いそういう病気をしたことはありませんが、経験のある方は必ず言いますね。「出せないほど苦しいことはない」って。出せることは幸せなのです。呼吸も同じ。出せば、自ずときれいな息が入ってきますから。

確かに、われわれが生命を維持しているのは、身体の中でそれぞれの臓器がちゃんと働いているからであって、そのためのエネルギーはどこからきているかというと、太陽なんです。それを植物が取り込んで、光合成して、それが人間の身体にも入ってくる。身体に入ってきた太陽のエネルギーは、各臓器の働きに適したように多少変換させられるわけですね。そのたびにエントロピーが出てくる。エントロピーが身体の中に溜まっていくと秩序が乱れて健康が破壊されるのです。

そこで、吐く息や大便、小便、汗、涙、そういうものでエントロピーを体外に捨てて行くのだけれど、のべつまくなしに汗をかいたり大小便を出したりすることはできませんね。でも呼吸なら何回でも繰り返しできます。そういう意味で、呼吸法には大きな意味があると思っているんです。
横田　各臓器は太陽のエネルギーをいただいているわけですね。
帯津　そうです。
横田　これは素晴らしいですね。
だから、何もないなんて素晴らしい。太陽のエネルギーをいただいているって言えばいいんじゃないでしょうか。

コラム❷

貝原益軒が『養生訓』で伝えていること

健康書の古典『養生訓』は、江戸時代に活躍した儒学者で医師の貝原益軒が、三〇〇年前に書いたもの。貝原益軒は、人生五〇年と言われた江戸時代に八三歳まで生きた長寿の方でもあった。

帯津良一氏は、様々な療法でがんに立ち向かってきた経験をもとに、『貝原益軒 養生訓 最後まで生きる極意』（朝日新聞出版）など多くの著作で、この名著『養生訓』を取り上げている。

養生訓では次のように健康法を説いている

養生の道

- 怒りや心配事を減らして心を穏やかに保つ
- 元気であることが生きる活力になるのでいつも元気でいる

- 食事は食べ過ぎず、毎日、自分に合った適度な運動をするのがよい
- 生活の中で自分の決まり事をつくり、よくないことは避ける
- 病気になってから治療するのではなく、病気にならない努力をする
- 何事もほどほどにし、調和のとれた生活を送る
- お金がある、ないに関係なく、自分なりの楽しみを持って生活する
- 養生のための生活を習慣化することが大切
- 呼吸はゆっくり行ない、たまに大きく息を吸い込む
- 夜更かしはしない、だらだらと寝すぎない
- 身のまわりを清潔に保つ

食生活

- 食事は温かいうちに食べる
- 胃腸が悪い時は水を多めにして炊くなど、体調に合わせてご飯を炊く
- 食事は薄味にし、濃い味のものや脂っこいものは食べ過ぎない

- 冷たいもの、生もの、堅いものは避ける
- いろいろな味のものをバランスよく食べる
- 食べ物への感謝の気持ちを忘れずに食事する
- 夕食は朝食よりも少なめにする
- 食欲を抑える、食欲に勝てる精神力を持つことが大切
- 前にとった食事が消化してから次の食事をとる
- 大きな魚や鳥や魚の皮など消化しにくいものは避ける
- 食後はじっと座るのではなく、自分に合った軽い運動を行なう
- 酒は少しにして呑みすぎない
- 塩分の少ない食事をとる
- 煙草は毒であり、習慣化すればやめにくくなる

性生活

- 食欲と性欲は人間の欲の中でも強い欲だが、若いときから自制しなければならない

住まい

- 適度な明るさの部屋で過ごし、薄暗い陰気な部屋に長時間いないようにする

睡眠

- 夜寝るときは横向きで寝るのがよい。仰向けになると気分が悪くなってうなされる
- 胸の上に手を置くと悪夢をみる

排泄

- 大便、小便は我慢せずに早く済ませる

薬の服用

- 長生きの薬はない。生まれ持った寿命を全うする
- 毒にあたって薬を飲むときは冷水がよい。熱湯は毒の力を活発にする

高齢者の過ごし方

- 心を鎮めて日々を楽しみ、怒ることと欲を制する
- 無理をしないようにする

公益財団法人　長寿科学振興財団ホームページより

シンプルで効果的な真向法

横田　身体を整えるためには姿勢と呼吸を大事にしなくてはなりません。それを心がけていけば、自然と身体も調っていきます。私がこの頃注目しておりますのは、『天台小止観＊』という書物ですね。

帯津　そうですね。私が『天台小止観』の中で最初に好きになったのは、「心身を虚空に向かって寛放せよ」という言葉です。

横田　そう、「寛放」とは、いい言葉です。一呼吸一呼吸をこの外、世界、宇宙に向かって、

＊　天台小止観　天台智顗《ちぎ》（中国の南北朝時代から隋にかけて生きた僧侶で、天台宗の開祖といわれる）が説き、弟子の浄辨（慧辨）が記録した、止観（坐禅の一種）についての説明書。坐禅をする上での心得ややり方を順番に説いたもので、解説書も多く出ている。

帯津　「気」がゆるやかに放たれていっているようなイメージを持って呼吸しなさいと。私も『天台小止観』をくまなく読んだわけではありませんが、寛放するというのはすなわち解き放つということですね。

「呼吸法をするときに大切なのは、一…、二…」というように箇条書きになっているのですが、その二番目に「身体を寛放せよ」が出てくるでしょう。これは身体を宇宙に向けて解き放つことが呼吸法の極意だということです。このことは自分の「場」と交流するのと同じです。私たちの身体の中の「場」は皮膚や呼吸を通じて外とつながっていますが、それをもっと先に進めて、中に残っているものを全部解き放ってしまうことが身体を寛放する医学だと考えるんです。

老師は毎日坐禅をなさっているのでしょうが、ほかに何か健康法はお持ちですか？

横田　坐禅は確かに毎日やっております（笑）。でもこの頃「座りすぎると身体に良くない」などという本も出るようになって。確かにあんまりずっと長時間座っているっていうのは身体にいいとは言えませんので、長いこと「真向法《まっこう》」（コラム❸）を続けています。真向法は先生もご縁があるんですよね。

帯津　はい、日本真向法協会に講演を頼まれてから縁ができたんです。

横田　私も人づてで教わったんですが、これはもう四〇年ぐらい毎日やっていることの一つです。長い間坐禅だけを追求してきましたので、どうしたらちゃんと座れるかということを追求するために真向法やヨガもやってみました。身体、特に股関節が柔らかくないとしっかりした坐禅はむずかしいですから。ヨガは今でも毎月先生に習っております。それから、ひと頃は「野口体操」（コラム❹）にも三年通いましたね。

帯津　野口体操には私も入りました。

横田　あ、先生もご縁があるんですか。野口三千三《みちぞう》先生はご存知ですか？

帯津　お会いしたことはあると思うんですけどね。そんなに親しいおつきあいはありませんでした。

コラム❸

真向法とは

真向法は、萎縮した筋肉や神経をよみがえらせ、圧迫された血管を正常にし、身体のすみずみまで酸素や栄養をゆきわたらせる。

長い間に硬くなってしまった体を、朝夕3分間、無理せず、気長につづけて柔らかい身体と感性を取り戻すのが目的。

真向法5つのポイント

1．朝夕3分間の健康づくり

2．呼吸がポイント
　ひと呼吸ひと動作。どの体操もゆっくり息を吐いて、身体の緊張をほぐしながら静かに屈伸

3．スキンシップで三日坊主で終わらせない

呼吸を合わせて背中を押し合えば、それだけ上達も早くなる。家族みんなで一緒に

4. 4つの動作でワンセット

脚の外側（第1体操）、後側（第2体操）、内側（第3体操）、前側（第4体操）と、4つの動作を行なうことで脚のすべての筋肉が柔軟になる。第1体操から第4体操まで毎日続ける

5. 初心者は座るだけで1か月

簡単な動作のようにみえますが、やってみると難しさがわかるはず。難しいと感じたらそれだけ肉体が老化している証拠。気楽に気長に行なうことが大切

真向法第１体操

✤ 正しい座り姿が真向のかまえ

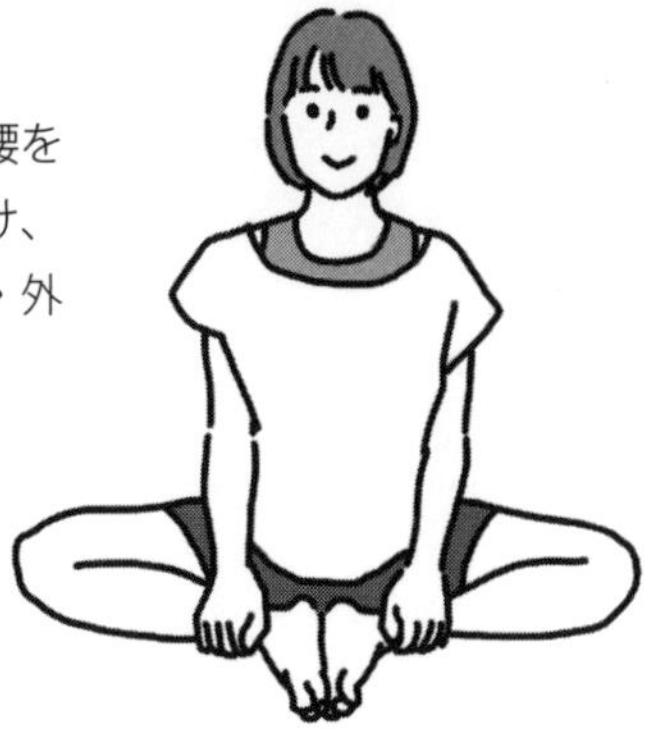

1　あごをひき、胸をはり、腰をたてて、足の裏を上に向け、ひざを床に近づける。脚の内・外側の筋を柔軟にする体操。

2　上体をまっすぐに正したまま、息を吐きながら、おへそをかかとに近づける。お腹→胸→顔の順で近づけば完成。

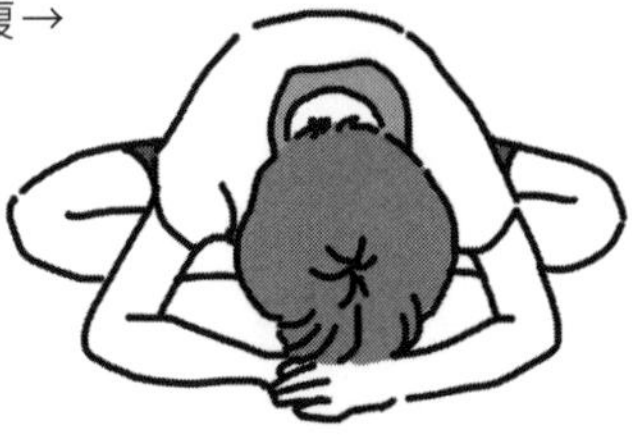

ポイント

脚の裏は上に向けることで、脚の外側の筋がピンと伸びる。

真向法第２体操

美しい立礼は健全な身心のみなもと

1 足首を鋭角に立て、脚の後ろ側の筋を思いきり伸ばす。
上体は第１体操と同様ピンと張る。

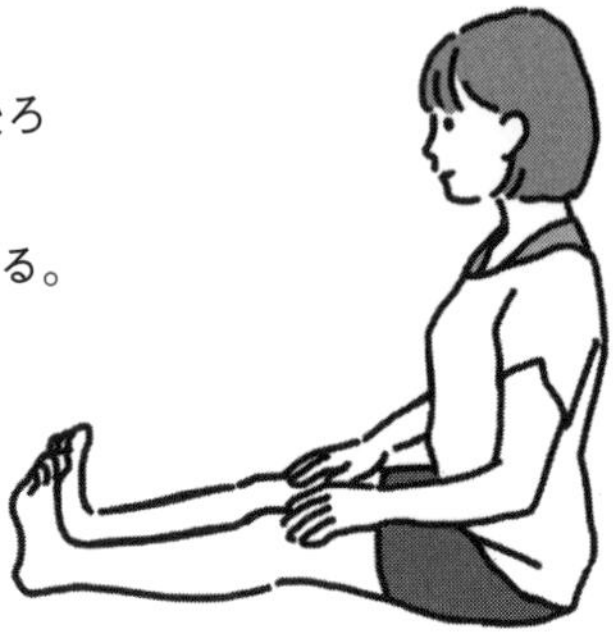

2 上体を崩さず、息を吐きながら、前屈。このときひざをまっすぐ伸ばし、皿がでないように。

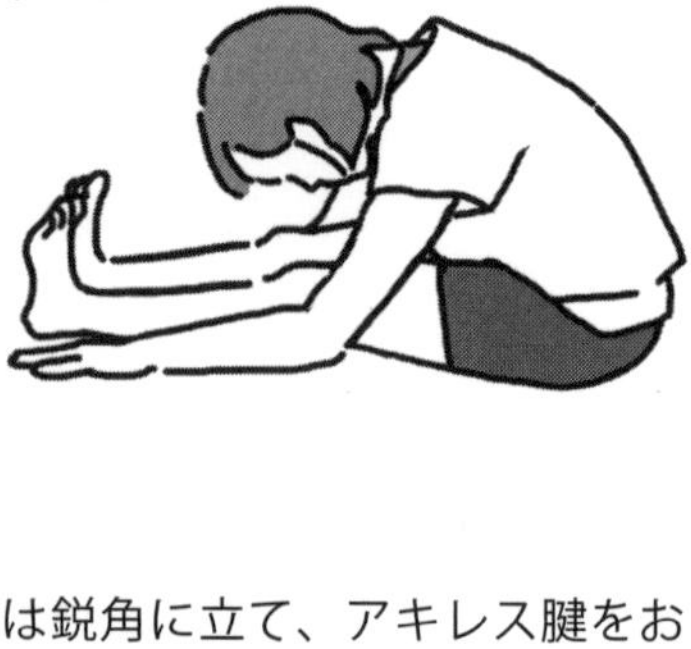

ポイント　足首は鋭角に立て、アキレス腱をおもいっきり伸ばす。

真向法第３体操

✤ 屈伸自在、捻転自由の腰は自然のシンボル

1　両脚をできるだけ開き、足首は第２体操と同様、鋭角に立てる。ひざはまっすぐ伸ばす。脚の内側の筋を柔軟にする体操。

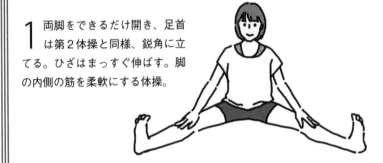

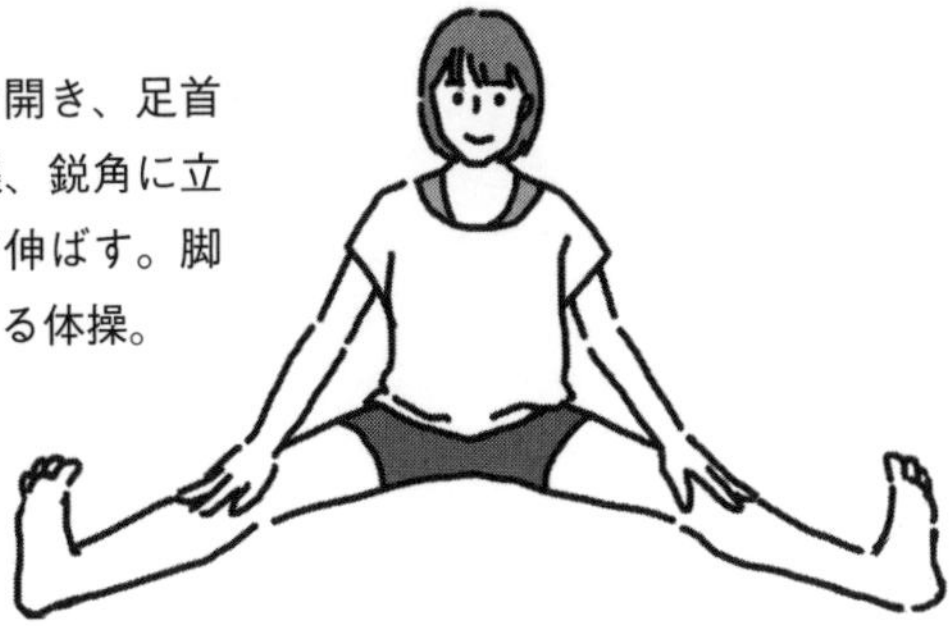

2　足首、ひざ、開いた脚はそのまま、第１体操、第２体操の要領で息を吐きながら前屈する。

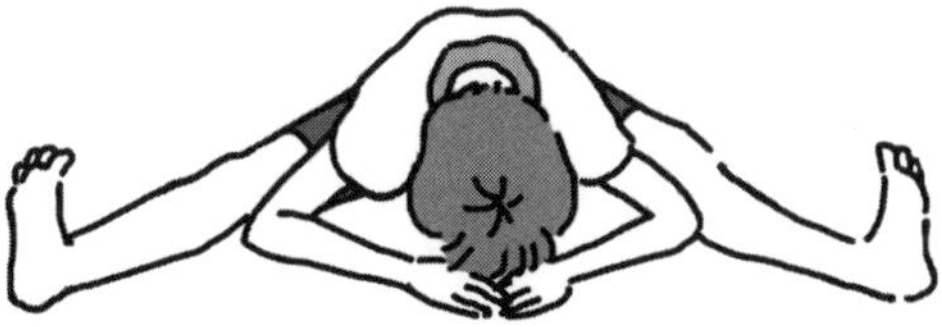

ポイント

足首は鋭角に立っているか、かかとに力を入れてまっすぐ伸びているか、上体は正しく伸びているか。

真向法第４体操

✤ すべてをゆったり伸ばして深呼吸

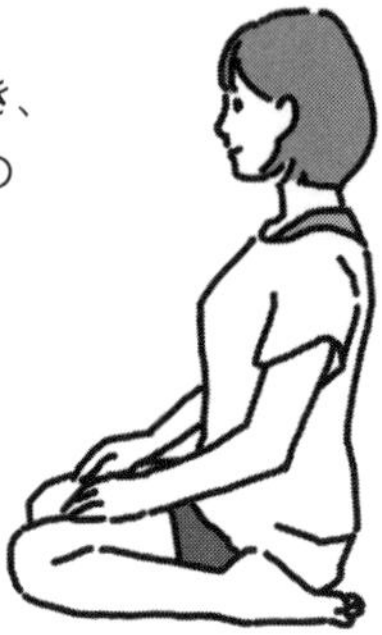

1 両脚をおしりの幅だけに開き、おしりを落として座る。脚の前の筋を柔軟にする体操。

2 手をつきながら、後ろに静かに寝る。手を伸ばし、約１分間大きく静かに深呼吸する。

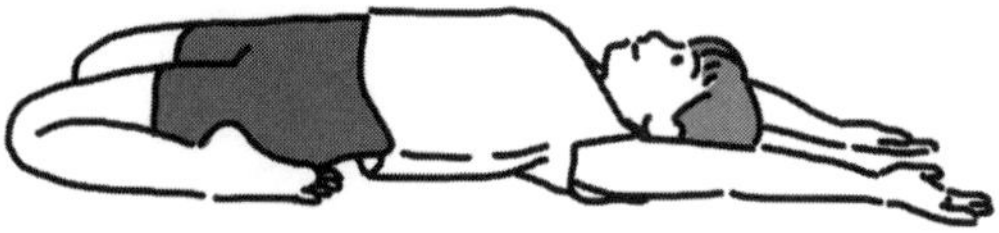

ポイント

足首がぴったり床につくように、脚をおしりの幅だけ開いて、そこにおしりを落ちつける。

コラム❹

野口体操とは

野口三千三（一九一四〜一九九八年）が創始した体操法。

野口体操では頑張りを捨て、体の力を抜き重さに任せることによって生まれる、ゆらゆらと揺れる気持ちのよい動きを基本としている。

自分にとって楽なあり方を見つけようとする姿勢を大事にし、楽であるということを積極的な「ゆとりの概念」として捉える。

また野口体操は量的価値観による筋肉増強を主目的とする従来の体操観を、根底から覆す理論と方法によって成り立つ。

まず骨格と筋肉で構築された解剖学的な身体観を、重さの方向（地球の中心）を念頭におき、現実の動きに即して見直すことから始める。筋肉は力を抜けば「液体的」に柔らかくなるものであり、この液体的なイメージで体をほぐすことから得られる実感が、生きる基礎感覚でありたいとする。

腰痛予防のための野口体操

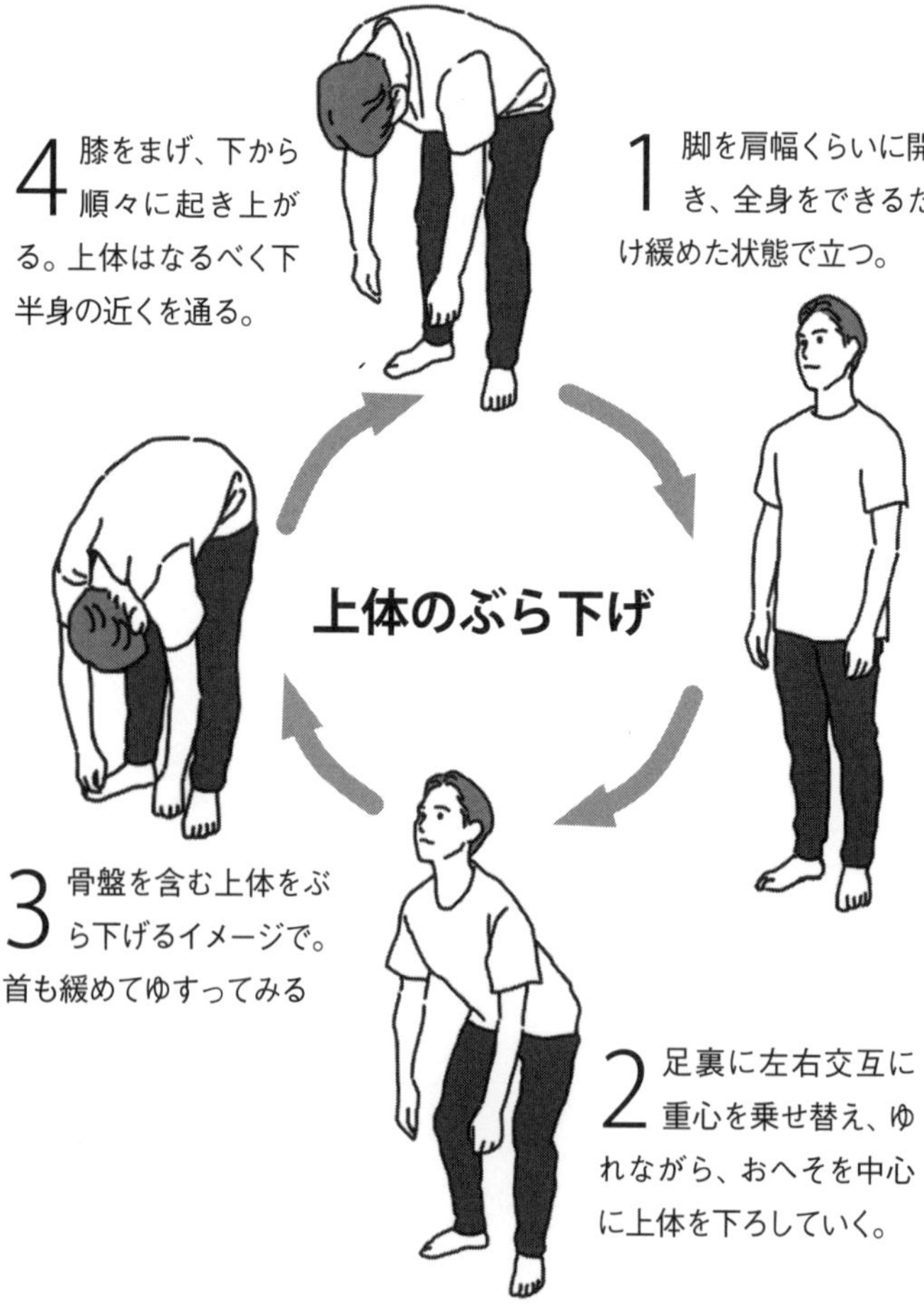
上体のぶら下げ
1 脚を肩幅くらいに開き、全身をできるだけ緩めた状態で立つ。
2 足裏に左右交互に重心を乗せ替え、ゆれながら、おへそを中心に上体を下ろしていく。
3 骨盤を含む上体をぶら下げるイメージで。首も緩めてゆすってみる
4 膝をまげ、下から順々に起き上がる。上体はなるべく下半身の近くを通る。

やすらぎの動き

『次の瞬間働くことができる筋肉は、今、休んでいる筋肉だけである』（野口語録）

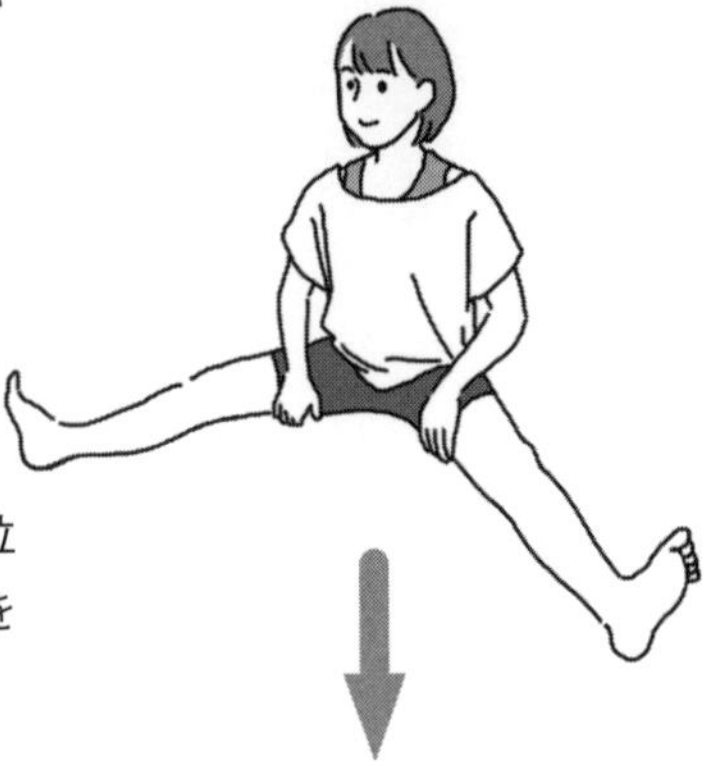

1 床に座って足を楽な位置まで開いて、骨盤を意識して左右にゆする

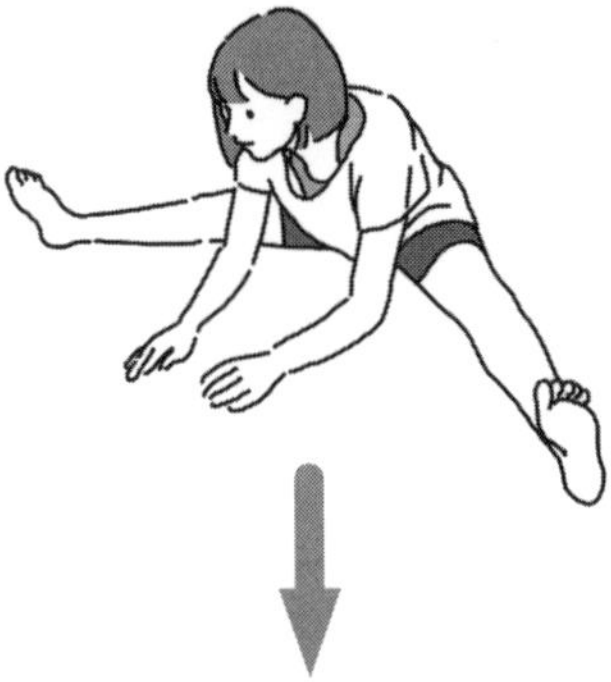

2 頭を残しながら、腰からたるませるように上体を床に近づけていく。

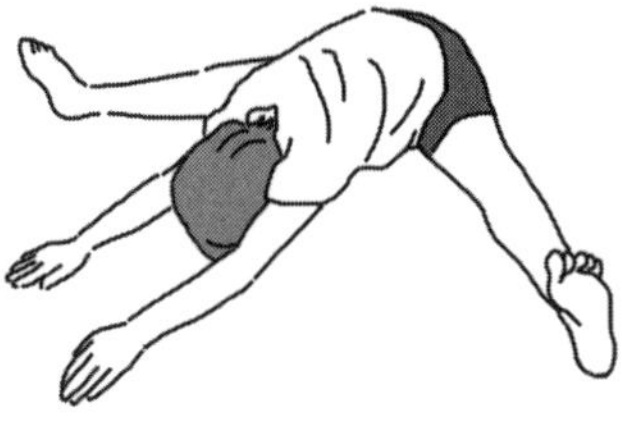

3 ていねいに上体を左右にゆすりながら、余分な力を抜く。

横田　野口先生はもう亡くなってしまいましたけれど、そのお弟子の方からご指導を受けたことがあります。また、呼吸法といえば坐禅がこれ呼吸法のようなものでございますから、坐禅でも臍下丹田を意識して呼吸をします。

帯津　坐禅でもヨガでも伝統があって、理にかなっておりますからね。真向法もたった四つのポーズをすればいいのだけど、よくできています。

横田　素晴らしいものだと思います。真向法を考案した長井津《わたる》という人は福井県にある浄土真宗のお寺のご子息だったんですね。四二歳の時に脳卒中を発症し半身不随になってしまって、いろいろ考えた末にご自分で仏教の「五体投地」から発想したのが真向法。それをひたすらやっているうちに普通に歩けるようになったんですね。

帯津　本当に素晴らしいことですね。

横田　この中でも、割り座した状態で後ろに背中を倒す第四体操はなかなかむずかしい。

　真向法協会の会長さんに教わったのは、完璧にやろうとするよりも、毎日地道にコツコツ行なうことが大事だということです。
何十年も実践されている会長さんも第四体操が苦手だとおっしゃっていました。あんまり完璧すぎると「もう無理だ」って思ってしまいますけど。「会長でも苦手があるのだ」って思えば安心して頑張れます（笑）。人間味があるっていうかな。

帯津　それはホッとしますね。

日常のちょっとした運動が大事

横田　天台宗の高僧である堀澤祖門先生という方が比叡山におられますが、もう九四歳なんです。この間もお目にかかりましたが、もう矍鑠《かくしゃく》としていて、タッタカと歩いていらっしゃるんですよ。堀澤先生にも随分教わったんですが、「人間が元気に長生きするためにはやっぱり筋肉、筋力だ」とおっしゃるんですね。「年をとっても筋肉を使っていけば筋力は維持できる」と。それで堀澤先生はご自分で考えた体操をなさっていて、スクワットのような運動をだいたい五〇回ぐらい、腕立て伏せでも五〇回ぐらい毎日続けておられるんです。まんべんなく筋肉を鍛えておくと、ずっと自分の足で歩ける。歩けなくなるというのは、やっぱり困りますね。

帯津　ええ、下半身はやっぱり私も意識して衰えないようにとは思ってます。

実は私の病院で長く働いていてくれていた総婦長がいました。運転が上手で、どこでも車で行っていたんです。七八歳で引退した後もドライブを楽しんでました。ところが一度どこかの塀に車をこすっちゃったら急に自信がなくなって、パッと免許証を返納して車を売っちゃった。そうしたら活動範囲が一気に狭まって、鬱になってしまったんです。どこへも出かけずに家の中にこもっているうちに全身が弱って、ロコモ*にもなってた。

横田　そこから切り替えて毎日歩こうっていう風にすれば変わったんじゃないですかね。

帯津　そうなんですが、うまくいかなかったんですね。

横田　自分の意思で自由に行きたい場所へ行けなくなると、脳が活性化しなくなるのではないでしょうか。

＊ **ロコモ**　歩くことなど移動する能力が衰えた状態

帯津　それはありますね。

横田　田舎ですと、車がないと生活していくのにかなり困る。いちいち若い人に頼むのも気兼ねしちゃいますし。そうすると本当に出かけなくなる。でもちょっと散歩に行って買い物できるなんていう距離じゃないわけです。

帯津　その点都会だと否応なく歩きますから。

横田　地方の人が都会に来ると、電車は便利なものの、結構歩かざるを得ません。階段もありますし、東京駅や新宿駅で乗り換えをしようと思うとバス停一つ分くらい歩かなきゃならないってことがありますから。それが運動になる。でも田舎の人は車から車でドアツードア。上京してきた人から「こんなに歩くの？」って言われることがありますよね。

先生の運動は気功と太極拳*ということになりますでしょうが、散歩はなさいませんか？

……………

＊太極拳　中国武術のひとつ。東洋哲学の太極思想を取り入れている。健康促進の効果あがるといわれている。

帯津　散歩はしませんが、こまめに動くことは意識しています。病院で仕事していてもひょいと物を取りに行ったりすることを心がけて。その都度行くことにして、まとめて取りに行ったりしないんです。患者さんが帰る時もちゃんと立ち上がって。「どうぞお大事に」ってご挨拶。患者さんもこちらを見て、「先生もお大事に」（笑）。立ったり座ったりだってこまめに動くうちに入りますからね。

横田　立ったり座ったりが自然にスクワットになったりするわけですね。

帯津　はい。

横田　それはいいですね。同じ動きでしょうからね。それに先生から立って挨拶されると、患者さんも喜ばれることでしょう。

休肝日を作らなくても元気でいる方法

横田　『天台小止観』ですが、あの中には身体と呼吸と心に加えて食事と睡眠が入っています。貝原益軒も「食事と睡眠が大事」と言っています。食事と睡眠を整えるということも、身体を調える土台になるのではないかと思うのですが、先生は睡眠についてはいかがでしょうか。

帯津　私はね、毎晩晩酌してから寝るんですよ。それこそ三六五日、毎晩です（笑）。夕飯の時に刺身と湯豆腐で晩酌して、それが終わるのは八時頃。寝るのは九時くらいになります。朝は三時半頃に起きます。でもスケジュールによって睡眠の調子はいろいろです。昨日はうちの病院に就職したばかりの先生の歓迎会があったので、外で飲んで帰って寝たら、三時半までずっとよく眠れました。
　でもこの前の日曜日は一日中原稿書き。ほとんど身体を動かさなかったものですから、お酒を飲んでも寝つきが悪くてねえ。ちょっと焦っちゃいました。

何度も目が覚めるしね。ちょっとしたことで睡眠は影響を受けてしまいますね。

管長さん、お酒は飲まれるんですか？

横田　お付き合いの席では、はじめの一杯のみいただきますが、ふだんは飲みません。睡眠を研究した結果、睡眠にはよくないと思っています。

禅宗のお坊さんには結構飲む方もおられます。

研究する前は「少量ならいいのではないか」と思っていたんですが、いろいろ研究してみると、先生には申し訳ないのですが（笑）、「アルコールは良くない」という結論に達したんです。

帯津　確かに、寝る直前の飲酒は興奮しますから良くないですね。

横田　それから、最近私が関心を持っておりますのが、睡眠と認知症の関係です。やはり睡眠がちゃんと取れていない状態が長期間続くと、脳にダメージを与えて認知症の要因になりうるという説もあります。ちゃんとした睡眠をとることは本当に大事ですね。

貝原益軒はあんまり長時間座っているのは良くないとも言っていますけど、

適度に動くことが大事なのでしょうね。

お酒を飲みたいから続けていること

帯津　私にとってお酒は生き甲斐ですので、休肝日はありません！　ちゃんと飲んで暮らして、できたら死ぬ日も飲んでから死にたい（笑）。そのためにも酒代を稼がないといけません。日銭を稼ぐためには労働しませんとね。すると、下半身を衰えさせるわけにはいかない。脳梗塞になってもいけない。そういう配慮はしてきたつもりです。

横田　脳梗塞にならない配慮とは、どういうことをなさるのでしょう？

帯津　免疫学の第一人者で、随筆家・詩人としても活躍された多田富雄先生という方がいらっしゃいます。この方のことを私は大好きだったのですが、脳梗塞で倒れてしまわれたんです。実は私が五木寛之先生と飲んでいた時、突然五木先生が、「思い出した、多田さんが倒れたぞ」とおっしゃいましてね。金沢で講演中に倒れたと。講演の前日は金沢市内で親しいお友達とお酒を共にされていたんだそうです。そうしたら多田さんがしきりに頭を傾げながら飲んでいる。お友達が「おい、どうしたんだ?」と言うと、「いや、なんだかわからないけれど、今日はこのグラスが重くてしようがない」と答えられた。五木先生は、「ここで病院に行かないといけなかったんだ」と言われました。五木先生らしいですね。

多田先生の場合は延髄にある脳神経核が出血によって損なわれ、右半身の麻痺のほかに物が飲み込めないとか、しゃべれない「球麻痺」(延髄が球形をしていることからこう呼ばれる)になってしまいました。とても残念なことでした。それを伺って、私も用心しなくてはと思っていた時、病院でもらったサプリを飲み始めました。

私はそれまで気功とか呼吸法の方が好きで、サプリに興味はなかったのですが、血液をサラサラにするというので始めてもうずっと続けています。

横田　血管はそれで健康だとして、足腰もお強いですね。

帯津　下半身の筋力を衰えさせないためには、運動はもちろん、食事が大事です。いろいろ調べた結果、やはり牛肉をある程度食べないとダメだと気づきました。

それからカルシウムやリンを含む食材、それも吸収の良い食材を続けてとらなくてはいけません。手っ取り早くそれらを摂取するには昆布がいちばん良いらしいのです。リンと二対一の割合で含まれるカルシウムが良くて、それは昆布だと。

横田　私は年中酒の肴として湯豆腐を食べていますが、それには昆布で出汁を取りますのでね。図らずも五〇年間くらい、ずっと昆布を食べ続けていたことになります。私の食事を作ってくれている病院の栄養科長にこの話を伝えたところ、すぐにピンと来たらしく、「わかりました。昆布の出汁を多めにお作りしますので、先生はそれをお酒のチェイサーとして飲んでください」と言うのです。今ではウィスキーを飲んでは昆布の出汁を飲んでいます。

帯津　昆布をそのままで食べるよりも出汁がいいんですね。出汁にカルシウムとリンが出ているわけですから。吸収が良い上に、飲み出してみるとやっぱりただの水でウィスキーを飲むよりもおいしいんですよ。ほかには牛肉を食べるために、毎日ではありませんが、すき焼きなどをいただくこともあります。以前は三センチもの厚さがあるステーキでも平気でしたねえ。それが、最近では一センチ。そしてだんだんすき焼きに変わってきました。

脳梗塞には気をつけている

横田　ご高齢の方でも、お元気な方は、お肉を召し上がっていると聞いたことがあります。ある程度の年齢になりますとお肉を食べることも大事なんですね。

私の場合は寺では精進料理をいただいておりますが、実はブッダは「肉を食べてはいかん」とはおっしゃっていません。（殺されるところを見ない、聞かない、類推できない、肉は可）ですからご馳走していただく時は、喜んでなんでもいただいております（笑）。

先生の脳梗塞予防法、これは大変いいお話を伺いました。

脳梗塞の問題は、私の先代の管長がそうだったものですから私も関心を持っております。非常に身体に気をつけて、食べるものにも運動にも気をつけていらしたのに、脳梗塞を発症して三年くらいご不自由で。動けなくなるとガタガタ衰えてしまいました。やっぱりむずかしい病気ですね。

帯津　亡くなったのはおいくつくらいの時でしたか。

横田　八八歳でした。発症されるまでは本当にお元気で、「死なないんじゃないか」と思っていたくらい（笑）。よく歩いて、畑も耕して。

帯津　それでも脳梗塞を発症されるんですからね。遺伝的な体質もあるけれど、とにかく脳梗塞はやってしまったら一瞬で、「あ、しまった」と思っても遅いんです。だから用心した方がいいですね。

私の父も六〇歳くらいの時に脳梗塞を起こしています。なんとかうまく切り抜けて八九歳まで生きたのは、運が良かったんでしょうね。私も体質は受け継いでいるから、脳梗塞を起こしてもおかしくはないわけです。

横田　脳梗塞もどの部位に起きるかで予後がだいぶ違うのですね。多田先生の場合は延髄だったので症状が重くなってしまって。

帯津　しゃべれない、飲み込めないでは嫌になってしまいますよね。日本酒がお好きだったのに、シャーベット状にしたものを口に含むだけだったそうですし……。

老師は何か、遺伝的にご心配な病気などおありですか。

横田　今のところ、健康そのものでありがたいことだと思っております。何しろ、両親がまだ元気なんですよ。八七歳と八三歳です。貝原益軒は「健康であることは大きな財産だ」と書いていますが、その通りですね。

帯津　貝原益軒を私が好きなのは、さっきの労働とか、家業に励むことが養生の道だと言っているところなんです。

「家業に励む」っていいですよ。私の家業は医者ですけれど、昔は士農工商《しのうこうしょう》。お侍、お百姓《ひゃくしょう》、大工さんに町人と大きく分けて四つの家業がありました。みんな親から引き継いだ仕事があった。それを真面目にやっていくことによって結果的に養生になる。これが本当にいいと思うんですよね。

横田　国民が長生きになってくると、医療費が国家予算の中で相当の割合を占めるようになりますね。今は確か四〇兆でしたか。

帯津　医療費はいつも話題になります。大問題ですからね。

横田　高齢化はいいけれど、脳梗塞で寝たきりというような高齢化が増えてしまうと、やはり大変です。医療費の問題もそうですし、介護するために若い人たちが手を取られてしまうわけですから、いかに健康で長生きするかということが日本の大きな課題でしょう。そういう点で、病気は治すことも当然大事ですが、最近ではそれ以前に養生をすることが見直されているんじゃないでしょうか。「未病*」という言葉をよく耳にするようになってきましたし。先生の場合の脳梗塞は、まさしく未病のうちに養生しているわけですね。

帯津 私の場合は日銭が稼げなくなると飲めないからね、そのために養生しているようなものです（笑）。

＊未病　東洋医学では、病気になる以前の「未病（発病には至らないが、健康な状態から離れつつある）」という状態に着目し、この段階で養生することによって病を防ぐことを重視する。現在では東洋医学のみならず、広く「未病」の考え方が行き渡ってきた。

睡眠方法は自由でよい

帯津　老師は三時に起きられるとお聞きしましたが。

横田　はい。帯津先生は三時半ですよね。すごいじゃないですか。九時半におやすみになって、大体六時間は寝ていらっしゃる。

帯津　九時過ぎて用事がなければもう寝てしまいます。何かアドバイスを求めに来られればそれを済ませてからになりますね。六時間くらいがちょうどいい。

横田　読書されていて、ちょっと眠たくなるとそこで仮眠ぐらいはなさると書いていらっしゃいましたね。

帯津　診察室でちょっと眠くなると、カーテンを閉めて五分でも寝るとだいぶ違いますね。

横田　今は睡眠についても情報が溢れていますが、何時間寝ればいいかというのも数字で決まっているわけでもないような気がします。何時から何時まで寝なくちゃいけないなどという話もありますが、人それぞれでしょうね。五木寛之先生みたいに朝方まで起きていて、朝刊を読んでから寝て、夕方に起きて仕事をするという生活でもあんなに元気な人もいらっしゃるので、一概には言えない。七時間寝ないといけないなんていうのも、数字だけ当てにするのはおかしなものです。

帯津　年齢が上になると少し短くていいっていう感じはあるんですよね。

横田　何時間寝なきゃいけないっていうのがストレスになったりすると、これはまた逆効果じゃないかと思いますねぇ。医学的に見るとどうなんでしょう。

帯津　何時間寝ないといけないということはないですね。教科書によっては、年齢とともに少し短くなっていいんだってことはよく書いてありますけどね。何時間寝なくてはいけないっていうふうに思い込まない方がいいです。

横田　五木先生もお元気なようですね。

帯津　元気ですね。私より四つ上ですから。もう九一ですね。

横田　確かお生まれは昭和七年ですよね。私も五木先生とご一緒に一冊対談本を作らせてもらって。五木先生なんかまったく認知機能が衰えないですよね。対談させていただきながら、この先生の元気の秘訣は何だろうかと考えてしまったのですが、一つはやっぱり呼吸法。五木先生はかなりお詳しいです。伺ってみると、岡田虎次郎先生が始めた岡田式静坐呼吸法（コラム❺）をお父さんが習っておられて、それを子供のからずっとやっていたそうなんです。岡田式静坐呼吸法では草木のようにゆったりどっしりと座ることが提唱されていますが、そのせいもあってか、今でも姿勢がよろしいですよね。

もう一つ大切なのは毎日文章を書いていること。夕刊紙の「日刊ゲンダイ」に何十年と連載をしていらっしゃる。好奇心もお強いですし。

帯津　私も何冊か本を一緒に作ったんですが、その時は五木先生の事務所のあるシティホテルで部屋を借りてやるんですけどね。初めのうち一時間くらい、彼はコーヒーを飲み、私はビール飲みながらやるんですよ。一時間経つと、彼の行きつけのお寿司屋さんに個室がとってあるのでそこへ行くんです。そうすると彼は日本酒を注文して、細い小さいコップに一杯入れて、「うまいなあ」って飲むんです。じゃあもっと飲めばいいのにね、一杯しか飲まないであとは私が全部飲むんです（笑）。あの人、本当は強いんだろうと思うんですよね。でも「矩《のり》を踰《こ》えず」なんじゃないでしょうか。「もう少し飲んだらいかが？」って言うんですけどね。「いや、俺はこのくらいでいいんだ」なんて言ってね。

横田　あんまり病院にも行かれないですよね。

帯津　病院に行くと病気になっちゃうんですって。

横田　私が病院に行かない理由を聞いた時は、ちょっと胸を打たれましたけどね、五木先生のお母さんは、ご家族で朝鮮に行っておられて、そこでお母さんが亡くなったんです。お母さんを病院に連れて行って医者に診せることができなかった。「それがずっと悔やまれる、それなのに自分が病院に行くわけにはいかないと思っているんだ」って言われてね。ああ、やっぱりそういう戦争の体験をずっと抱き続けていらっしゃるんだと思いました。

帯津　そうですね。でもそれで元気なんですからいいですよ。

コラム❺

岡田式静坐呼吸法とは

岡田虎三郎（1872～1920）によって創始された心身修養法。呼主吸従。呼気に意識を集め、呼気を行ないながら下腹丹田を充実させる方法。いわゆる逆腹式呼吸法。白隠禅師の「仙人還丹《せんにんげんたん》の秘訣」の流れを汲むものである。

一九一〇年ごろには相当の評判を呼び、日暮里の本行寺で静座会を始め、一九一一年には「岡田式呼吸静坐法」の雑誌連載が始まり、それをまとめた単行本はベストセラーになった。

49歳のときに尿毒症で急死。

五木寛之流生活術

横田　五木先生と対談する時に困ったのは時間設定です。私は朝三時に起きるんですが、五木先生は朝三時に寝るんですから。一番早く仕事を始めて夕方の五時だっていうんですよ。それでもお元気ですからね。

帯津　一度、ラジオの朝番組に五木さんと私で出たことがあるんです。五木先生にしてみると、寝てる時間なんですよ。機嫌が悪くてね、参りました（笑）。

横田　睡眠の本なんかもこの頃たくさん見るようになりましたですよね。あんまり読んでいると眠れなくなる人がいますよね、きっと（笑）。ただ、睡眠を削りすぎると認知症との関わりもあるんだっていうのを読んだことはあるんですが、多少は関係ありますかしらね。日本人は寝ないで働いているとか、寝ないで勉強しているというと「すごい！」って褒められるような空気がありますけれども、あんまり削りすぎるような無理は脳に負荷がかかるんじゃないかと思うのですが。

帯津　そうですね。私もうんと忙しい思いをした日は、酒は普通に飲むけれど夜中に目が冴えて眠れなくなったりすることがあるんですよね。脳が疲れてしまうんだろうと思います。ほどよくの方がいいですね。また、じっと座っているよりもある程度身体も動かさないといけない。

禅堂のお暮らし、特に雲水さんたちは作務もありますから、絶対眠れるような感じになっていますね。

横田　修行時代に眠れないっていうことはないです。いつも寝足りなくて、座っていても眠ってしまうぐらいですからね。やっぱり修行時代っていうのは、一定期間、睡眠時間を削るということもやむを得ずあるんです。そういう時は寝るとなるともう本当によく寝ますよね。

帯津　「臘八摂心《ろうはちせっしん》*」では修行僧たちがひたすら坐禅を行ないますよね。すごい仕組み

＊**臘八接心**　釈尊成道を記念して、十二月一日から八日の朝まで坐禅すること。

横田　ですね。七日間、あまり寝ないでひたすら坐禅をなさる。これはもうどう考えても身体には良くないです（笑）。でもそれが一年も続くとか、長く続いてしまうと無理ですけれども、一週間ですから。その間は少し非日常ですよね。

一週間、布団を敷かずに坐禅するんです。そうしますと、布団を敷くだけで幸せになるんです。幸せの閾値《いきち》が下がるっていうんでしょうか。人間ってなんでもすぐ当り前になってしまうものです。東日本大震災の後は蛇口から水が出ただけでも拝んだって言いますけども、慣れちゃうと当たり前になってしまってありがたみが感じられません。

時には若い者が非日常を体験して、みんなでそれを乗り切ったんだっていう一体感を得られることも大事だと思うのです。例えはよくないかもしれませんが、お祭りみたいな一面があるんです。それによって結束力も生まれます。まあ、みんなでやるからなんとか頑張れるというところもありますんでね。

お寺の道場でもアレルギーが増えてきた

横田　修行道場というところは長年、維持されておりますから、ずいぶんと理にかなっているところもありましてね。身体の細い痩せた人が修行に入ると太ってきますし、太っている人はすっきりと痩せてきます。今年入った修行僧の中にも三カ月で四〇kgも痩せたっていう者がおりましたね。もともと百何十kgもあったのがスリムになって。四月に来て八月のお盆に自分のお寺に帰りますと、皆が別人だって驚いたらしいです。それも不自然な痩せ方でなくて自然に痩せていった。四〇kgぐらい減ったって八〇kgですから立派な体格でございますのでね。

自然にそれだけ痩せたというのは食べ物のことが大きいと思うんです。あんまりコンビニやファストフードを攻撃すると業界から怒られますけれども、最近は簡単にジャンクフードや飲料が手に入るものですから、好きなだけ食べていると太ってしまうっていうことがあるようです。でも修行道場に入れば、ご飯とお味噌汁と野菜の煮物という暮らしですから、バランスの取れた体型に戻っていくということなんです。道場には二年三年はおりますので、この生活に慣れてしまえばリバウンドはほとんどないです。

帯津　良い食べ物をとって、作務という運動もするから健康的ですね。

横田　そうなんです。ただ、ほかにも悩みはあります。アトピー性皮膚炎などのアレルギーですね。これがものすごく増えているんです。私どものところでも麦アレルギーだとか、蕎麦アレルギーだとか。

この間も猫アレルギーっていうものがあって。今まで私は聞いたこともなかったんですけれど。ある猫をお世話することになったものですから修行僧で世話していたら、やっぱり一人が猫アレルギーで、猫に触った人に触れても反応してしまう。そうすると一緒には暮らせません。いろいろ調べると三分の一は猫アレルギー。ほかにも何らかのアレルギーを持っている者が多いんです。結局、猫を飼うことは諦めました。

帯津　春先の花粉だけではなく、秋は秋で何かが飛んでおりますし、もう年がら年中アレルギー。これは先生、やっぱり食べ物が関わっているんでしょうか？

横田　どうでしょうね。それにしても猫アレルギーですか。こういうものも以前は少なかったんじゃないですかね、昔はアトピー性皮膚炎も教科書になかったですから。

帯津　いろいろな説がありますけれど、子どもの頃から清潔すぎる生活になったというのも一因ではないかという説がありますが、いかがですか？

横田　あると思いますよ、本当にね。

本来、異物がある程度混入するということによって身体が活性化するんじゃないでしょうか。

何かで「小さい子供の頃に動物に接しておくと健康に良い」という話を読んだことがあるんですけれども、私が育った昭和三〇年代の和歌山県では、近くで牛を飼っていたり馬を飼っていたりということがあったんですね。道もまだ舗装していなくて、普通に馬糞が転がっていたものです。その臭いも漂っているような時代でしたが、今から考えるとそれが良かったのかなという気がします。ですから、子どものうちに動物園に連れて行ったりするのもいいんじゃないかなと思ったりするんですが。先生、いかがですか。

帯津　ええ、うちの家内は猫が好きでずっと飼っていたんですよ。私は抱いて撫でようなんて気は全然起こらなかったです。猫が私のまわりに近寄らない。

横田　先生は猫アレルギーというわけではないでしょう？

帯津　アレルギーではないんですけどね、なんとなくね。

横田　先生のお小さい頃、近くに馬や牛などはいなかったですか。

帯津　やっぱり街中ですから、そんなに生活の近くにはいなかったんです。農家にはちゃんと牛なんかいましたけどね。

横田　やっぱりシティボーイでいらっしゃった（笑）。

健康診断の数値が悪くても気にしない

横田　先生はご自分の検査はやっていられるんですか？　内視鏡検査をするとか。
帯津　いえ、私はやってないです（笑）。胃カメラもこれまで一回飲んだきりですよ。
横田　胃カメラのようなものはあまりよくないとお思いなんですか。
帯津　いえいえ、そうじゃなくて、どこか悪いって気もしないし、健康な感じでいるものですからあえて調べないんで。ただ、医療者は春秋の採血とか胸部のレントゲン撮影を義務付けられていますから、それはやります。
横田　血液の数値などはいかがでしょう。
帯津　血液はもう変な値ばっかりなんですよ（笑）。まずコレステロールが高いですね。それから中性脂肪も高い。いちばんはアルコールによる肝臓障害のγ－GTP。これが特別高いんです。うちの病院に一五〇人ぐらい職員がいるんですけど、春、秋、検査して人に負けたことはない（笑）。正常値が三〇、四〇というぐらいなのに私は二〇〇以上。それでずっと来てるんです。ただ、私としてはまあ生き生きと生きてりゃ多少データが悪くたっていいだろうという気持ちですね。
脂肪肝もはっきりあって、超音波で見るとすぐ脂肪肝って診断がつくんですよ。脂肪肝でγ－GTPが高い。でもまあこうやって元気で酒もうまいしね。いいだろうって思ってたんですね。

横田　そうでしたか（笑）。

帯津　で、二〇年くらいそれを続けて、コロナが流行《はや》り出した頃、ある知り合いが「先生、コロナの予防には梅肉エキスがいいと思う」って私に梅肉エキスを送ってきたんです。ちょっと舐めたらあんまり酸っぱいんで、最初は「こんなのは舐められないよ」って置いといたんですけど、せっかく彼が親切にしてくれたんだから舐めたほうがいいなと思い直して舐め出したんです。
それからさっきお話ししたように昆布出汁をチェイサー代わりに飲むようになったんです。どっちが効いたのかわからないんですが、両方飲んでいたらγ－GTPが二七〇ぐらいあったのが一気に九〇に下がったんです。びっくりしましてね。あれっていうわけで、両方とも続けてます。それから調べる検診のデータがもう百以上にはいかないです。二桁の中にいる。正常値ではないんですけどね。だからね、こんなこともあるんだなってね。ただ、私は検診の方はもう看護婦さんにはね、私は検診はやるけど結果は俺のところに持ってこないでくれって言ってあるんです。ところが持ってくるんですよ（笑）。一応話は聞きますけれど、数値は安定しているんだからいいや、とそのままに。

認知症は怖がりすぎない

横田　長生きということで言いますと、最近はとにかく認知症の問題が大きくなってまいりましたね。

帯津　皆さん、とても怖がっていらっしゃいます。私は別に怖がらないけど、最近はなかなか字が思い出せなくなったりしてね。特に銀行なんかで書類を書いていて漢字が昔はなんでもなく書いてたのが、今はちょっと確めたくなるんですよね。

横田　先生のご年齢でしたらそれが普通ですよ（笑）。もっと若い人たちでも使わなければどんどん漢字は忘れます。

帯津　とにかくね、いろいろな集まりがあったら出かけていき、居酒屋で飲む時も話題を提供して、できるだけ積極的にやっていく。そういう努力が大事なんです。

横田　認知症でいちばん恐れるっていうのは、やっぱり別人格になるっていうことではないでしょうかしらね。あんなにいい人だったのにもう全然別人になってしまったとか。どういうふうになるかっていうのは予測もつきませんし。

予防法として何かで読んだ記憶があるんですけれども、まずは一日一読。一日一度はまとまった文章を読む。それから一日、一〇回は笑う。

帯津　私がいつも行く川越の居酒屋にね、小学校四年の女のお孫さんがいるんですよ。私が行くとすぐ私の絵を書いてね、そこに、「わははのおじさん」って書いてあるんです（笑）。いつも笑っているから印象に残っていたんでしょうね。

横田　それはいいですね（笑）。笑うのは腹式呼吸にもなりますから、お腹が活性化するんじゃないでしょうか。それから一日百回ぐらいは深呼吸をする。それから一日千文字ぐらいの文章を書く。一日一万歩歩く。一日一読、一〇笑、百吸、一千字、一万歩です。私は毎日二〇〇〇字書いているんですけれど、パパっと書いて保存して。

そうすると毎日何か書くネタになるような発見がないかと思って探すんです。やっぱり人の前で講演したり、文章を書いたりすると、何か新しいことはないだろうかという好奇心みたいなものが湧いてきますね。それが刺激になっているかもしれません。

帯津　好奇心は必要でしょうね。

YouTubeで法話をする

帯津　管長さんは、お説教の際には何か笑いが出るようなお話っていうのはなさるんですか?

横田　意図してやるわけではないんですけれども、やっぱりところどころに笑いを挟むようにしております。まあ、これもね。この頃、あんまり下手なダジャレを言うと若い人から嫌われるんですよね(笑)。親父ギャグっていうんですか?なんかねえ、それぐらいはいいんじゃないかと思うんですけれど。

一方で若いお坊さんなんかはTikTokなどの動画投稿アプリを活用して法話を投稿しています。あれはものすごいテンポが速いんですよ。もう私なんかとてもじゃないですけれど、のんびりしゃべりますから絶対無理だと思いますが、若い人はTikTokなんですね。

私はYouTubeで毎日しゃべってるんですけれども、この間ある人から「管長のYouTubeは一・五倍にして聞いてるんだ」って言われまして（笑）。ゆっくりした感じがいいんだと私なんか思っているんですけどね。でも情報だけは得たいらしい。文字情報だけ。

帯津　やっぱり実際のところ、お坊さんのお話もお堂に行ってゆったりとした雰囲気の中で聞くのがいいんじゃないでしょうか。

横田　はい。そういうことを考えると、場の力、場所の力がものすごく大きいなあと思うんです。日本の神社仏閣は皆いい場にありますね。気功をやるにもいい。

帯津　ええ、そうですね。

横田　ですから、法話だってYouTubeでも何ででも聞けますけども、その場に行くと身体が反応しますから。身体感覚が失われて情報だけになるのはちょっと違うんじゃないかと思います。

帯津　自分が身を置いた場のエネルギーを少しでも高めてですよね。朝から晩までやらなくてもいいから、時々ね、思いついたらやればいいんです。

横田　先生がここがいい場だと思ったところ、ぱっと思い浮かびますか？　時にはあそこに行って、ちょっと自分で高めるんだという場というのはありますでしょうか。

帯津　それはね。そんなにたくさんはないですけど、あることはありますね、やっぱり私はどっちかっていうと酒飲む場がいい場なんですよ（笑）。同じ鰻屋さんでもここはやっぱりいい、ここはそうでもないっていうのがありますね。

横田　ああ、そうですか、それはお酒に関係するんですか？

帯津　酒飲みながら「ああいい場だな」って思うわけです。やっぱり私は酒が養生法ですから。酒はおいしく飲んで命のエネルギーを上げないといけないんで。だからいい場がいいんですよね。

横田　そういうところに身を置いていれば、刺激になって脳も活性化しますでしょうね。

コラム❻

帯津良一氏が開発した新しい呼吸法「時空」とは

「時空」は、気功法と丹田呼吸法から新しく編み出された効法だが、予備功に始まり、収功で終わる一連の動作は約30分ほど。

その流れは以下の6パーツになる。

1．予備功　(1)松臂　(2)拍肩　(3)拍背　(4)拍下肢　(5)拍頭　(6)環頸

2．気となじむ

天の気、地の気を取り入れ、全身に行き渡らせることが目的。「宮廷二十一式呼吸法」から選んだ、(1)天の気を取り入れる気貫丹頂《きかんたんちょう》、(2)地の気を取り入れる引気下行《いんきかこう》、(3)取り入れた気を全身に行き渡らせる気通双臂《きつうそうび》からなる

3．波打ち際のリズム呼吸

波打ち際のリズムをイメージして、調和丹田呼吸法から、(1)緩息、(2)基本動作、(3)小波浪息、(4)大振息を選んだ

4．虚空と気の交流をする

この虚空との交流と5の虚空と一体になるというシーンが「時空」の中心をなす。息を吸いながら手のひらを通して虚空の気を体内に入れ、息を吐きながら体内の気を虚空に手渡すという「虚空と気の交流」を繰り返すことによって、生命エネルギーを高めてゆく

(1)気貫丹頂　(2)棒気貫頂

5．虚空と一体になる

手の中に宇宙を抱くイメージをすることで、呼吸と一体となる感じをつかむ

(1)三心併站功

6．収功

収功はいわゆる整理体操。

(1)擦手　(2)梳頭　(3)擦手　(4)擦腎　(5)叩歯　(6)転舌　(7)甘露入腹

詳しい実演方法については『白隠禅師の気功健康法―新呼吸法「時空」のすすめ』DVD付（校成出版社）を参照下さい。

コラム❼

横田南嶺老師が力を入れている「イス坐禅」

最近私が力を入れて取り組んでいることに「イス坐禅」があります。

坐禅というと手を組み足を組んで、じっと我慢するという印象が強いと思う。

しかし、坐禅で大事なことは、腰が立って、余計な力が抜けて、静かに深い呼吸が自然と行なわれて安らかな心になることです。

現代は、イスの生活がほとんどです。

そこで昨年から東京駅の近くで会議室を借りて、「イス坐禅」を始めました。もう何度かやっています。

夕方六時半から行なうので、仕事帰りの方もいます。スーツで革靴のままだと、どうしても体が緊張したままで深い坐禅になりません。

まず靴を脱いで素足になって、足の裏をボールでゴロゴロやっているとほぐれてきます。肩や手首をほぐす体操も行ないます。

それから、腰椎の五番に注目して私が最近開発した体操もやります。

腰椎五番などと言われてもよほど体の勉強をしてないと分かりにくいので、体操しながら仙骨が立って腰椎五番がしっかり立つようになる体操を作ってみたのです。私は長時間のフライトやバスの移動でも、全然苦痛でなくなったのです。これはひとえに腰椎五番を意識していたからなのです。

イス坐禅でも、参加者の方たちからも私が思った以上の効果があると言ってもらったので、その次の日には修行道場の修行僧たちにも体験してもらったら、修行僧たちもいっぺんに姿勢が一段とよくなったのでした。

イス坐禅では座るまでに50分くらいかけて体操などの準備をして、10分間座っています。

坐禅は、時間ではなく深さ。

これからはどんな人でも気軽に取り組めるイス坐禅に大きな可能性を感じています。

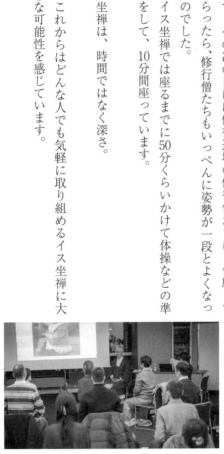

オフィスの会議室をつかったイス坐禅の様子
椅子に軽く腰掛け、腰を立たせる

認知症は病気というよりも老化現象

帯津　認知症の脅威というのは、これまでですとがん患者さんの間なんかにもあったんですよ。今はちょっと薄らいできましたけれど。

私は認知症とは病気というよりも老化現象だと考えています。それなら人間まるごとの問題なのだから、ホリスティック医学協会が手を出さないというのはおかしいと思ってね。治療は専門家に任せるとしても、予防はホリスティック医学協会が提案してもいいんじゃないかと考えました。

やっぱり認知症予防の基本は心のときめき。それから人とのつきあい。コミュニケーションですね。孤立じゃいけないんで、一人でときめいているのではなく、コミュニケーションが必要だと思うんです。老化現象であればいつかは老いていくわけですから、「アンチエイジング」などと言って、あんまり真面目に抵抗するのも大変ですよ。なるべく楽しく抵抗しながら養生を果たしていくほうがいいんじゃないかというのが私の考えです。

これを「ナイスエイジングと呼ぼう」と週刊朝日で提案し、いろいろなところで養生の話をする時に、ナイスエイジングのことも取り上げるようになりました。

ナイスエイジングにはちゃんと定義がありまして、ご参考のために言うと、「老化と死をそれとして認め、楽しく抵抗しながら、自分なりの養生を果たしていき、最後は生と死の統合を目指す」ということにしたんですよ。管長さんの前であんまり生意気なことは言えないけど、ときめきますね。

二つ目は講演です。講演で私の話を聞いてくれる人がみんなと一緒に盛り上がってくれると、こちらも嬉しくなります。

それから三つ目が太極拳ですね。太極拳というのは中国語ですと「套路《とうろ》」という流れがダイナミズムを生み、やっているうちに嬉しくなってくるんですよ。

四つ目がこれはもう絶対ですね、ますます女性が好きになってきました

（笑）。だから死ぬまで誰かを好きになっていたいと思うんでしょうねぇ。本当に年齢と関係なく。だいぶ前、朝日新聞の人の書いた「酒と本があれば人生なんとかやっていける」って内容の本が出ていたんですよ。すぐ買って座右の書にしました。本も好きだったものですからね。でも何年かしたある時、フッと机に座っててその本がそこにあるのに、「酒と本じゃないな、酒と女だな」って思ったんです。そうしたらどういうわけか一週間くらいのうちにこの本がなくなっちゃった。足が生えたみたいにどこかへ行ったのかな。だから今も、酒と女の方が好きですよ。

横田　そうですか（笑）。先生は毎日、晩酌はもう「最後の晩餐だ」と思われると。それは素晴らしい。

帯津　だから飲みながら、眠りにつくまでの数時間をしっかり生きようって思うんですよ。

最新技術にも好奇心を持ち続ける

横田　先ほどYouTubeのお話をいたしましたが、私は最近の技術についてもなかなか追いついてはいけないんですけれど、一応ＶＲ（バーチャルリアリティ）っていうのがあると聞けばどんなものか、どういう風になってるのかと思って、機器を買ってみたりするんです。

帯津　それは好奇心旺盛ですね。

横田　最近話題のChatGPTなんていうのも、たとえば、お坊さんたちが説法の下原稿を作るときに作るような時代が来るかもしれません（笑）。

そうすると進んでいけばいくほど、「人間らしさというのは何であろうか？」っていうことを逆に求めてくるんじゃないかということになりますね。ChatGPTを使って完璧な話を完璧な文章で作ってしまうと、ちょっと人は引いちゃうと思うんです。人間っていうのは話す時に噛んでしまったり、沈黙してしまったり、文章でもなんか誤字が混ざっていたり、完璧じゃないところに人間らしさを感じていくんじゃないかなと思っているのですけどね。
法話をしていても「あれ、話はどこ行ってしまいましたかね」なんて言ったりすると共感してくれるところがあります。これからは人間らしさがかえって求められるようになるんじゃないかなと思っていますので、私は技術の進歩をそんなに恐れていないんですよ。私たちは人間ですから。ああいうものはいくらダメだって文句言ったって進むのを止めることはできないと思いますし。
進むのを止めることができないという問題では、帯津先生にぜひお伺いしたいと思うことがあるんです。iPS細胞の問題をかねがね考えているのですが、あれが進むとお金のある人はもう死ななくなるんじゃないでしょうかね? 悪いところは新たにiPS細胞で作って、入れ替えればいい時代がきてしまうんじゃないかと思うんです。

帯津　まあ、そこまで行くには大変ですね。

横田　でも、「もしそうなったとしても幸せなのかな?」と考えてしまいます。

帯津

そうなると我欲の強い人はお金を使って、先端の医療を使って長生きするし、人のよい人は「もう次の世代に譲ろう」って亡くなってしまうし、かえって悪い世の中になるんじゃないかなって気がしたりするんですけれど。でも、そういう技術の進歩って止められないですよね。

本当にまだ若いのに病気になってしまって、それでもiPS細胞を使えばもう一度歩けるという人にとっては希望だと思うんですけど。具体的に我々が日常的にiPS細胞でやれば一番いいだろうと思っている病気も、まだまだ思うようにいってないんです。実際にそういう時代が来たら大変だと思いますね。いいことばかりではないと思いますよ。

私が今気になっているのは、地球の治癒力が落ちているんじゃないかということなんです。イスラエルのガザ攻撃など見ていると、人々が本当に苦労していますよね。

私は一人一人が自分が身を置いている場のエネルギーを高めようとすること、それが結果的に地球の自然治癒力を上げることになると思っているんです。そ

れが蓄積されていけばね。それなのに今はいろいろなことがひどくなっていま
す。夏の暑さなんてねえ。もう耐えられないでしょう。

横田　あれも自然治癒力が落ちていると。

帯津　そうですよ。なんとかしないとね。人に会うたび、その話をしているんです。時々
眠っていて目覚めると、不安になります。「地球は滅びるぞ」って。若い人の
ためにもなんとかしませんとね。

横田　若い人が将来に希望を見出せなくなっているというのは本当ですね。賢明な人
であればあるほど先が見えなくなってしまいます。

第2章

がん治療を支える ホリスティック医学

誰もが持っている「死生観」

横田　先生の川越の病院はがん患者さんが中心だと伺っております。

帯津　はい。私は以前、都立駒込病院の外科医長を務めていました。この病院はがんや感染症に関する先端医療を行なうところです。ところが、ちゃんとした手術をして、ちゃんと退院して、それらのプロセスをすべて過ちを犯さずにやっても再発して帰ってくる人がいる。これだけちゃんとやっているのになぜ再発するのかと悩みました。西洋医学の限界ですね。

そこで思い当たったのは、西洋医学は「命」を診ていないということです。身体はちゃんと診るんだけども限界があるなと感じました。

命を診る医学なら東洋医学です。欧州で言うならホメオパシー、スピリチュアルヒーリングなどです。

私は中国医学を研究しようと思い、八〇年代に東京都にお願いして北京のがんセンターに行かせてもらって勉強しました。まだ北京の街に大量の自転車が走っていた頃ですが、その医療には驚きました。北京の肺がん研究所の附属病院では手術でも麻酔薬を使わずに鍼麻酔で行っているのです。身体を開かれている当の患者さんに挨拶されたりね（笑）。

東洋医学はまだ科学が全部解明していないからエビデンスが乏しく、大きなことは言えません。それでも絶対に東洋医学と西洋医学を結合しようと意気込んで帰国し、さあ駒込病院でやろうと思ったのですが、患者さんがこっちを見てくれない。高度先進医療に酔いしれている。気功に連れて行っても関心を持ってくれない。ここでは無理だと思いました。

そこで一念発起して郷里の川越に病院を作りました。いくつかの銀行からお金を借りたのですが、ある銀行が、病院の設計図を見て、こんなことを言いました。

「先生ね、この部屋は何？」「気功をする道場ですよ」と答えたら、「借金は一銭でも少ない方がいいんです。こんなものを作らないでください」と言うんですね。「でも私はこれをやるために開業するんだ。それならお宅のお金はいらない」と言ったら向こうも慌ててね。

結局二四畳の小さな気功道場から教室を始めることになりました。

それが今では一三〇畳の道場になっています。コロナで道場を閉めなくてはいけなくなって、二〇二三年の五月から再開しましたが、まだ昔の勢いはないですね。

横田　それは残念ですね。以前はどれだけの規模でやっていらしたのですか。

帯津　コロナ前は一週間に三〇教室やっていました。一日五つです。日曜日は休みますが。

横田　それは大変な規模ですね！

帯津　私は今でも西洋医学は命を診ようとしていないところに限界があると思っています。中国の医学は四千年前から命を診ているけれどエビデンスがない。その点を西洋医学側が攻撃していた時期がありました。しかし、そうしている間にホリスティック医学（コラム❽）がアメリカからやってきたわけです。

がんにかかると命について考えるようになる

横田　先生の病院にはここで治療したいと望んで来られる患者さんが多いですね。その中には末期がんの方もいらっしゃるでしょうし、生死の問題について考えている方が多いのでしょうね。

帯津　がんの患者さんっていうのは最初に診断がつくあたりからものすごく細かいことを気にするようになるのです。「もっと伸び伸びやってよ！」なんて背中を叩いてやるんですけどね。でもまあしょうがないと思うんですよね。やっぱり生死に関わる病気だってみんな思っていますね。

横田　今は、実際にすぐ生死にかかわる症状でない段階から発見されることも多いわけですよね。

帯津　かなり進行した状態で初めてわかるってこともまだあるものですからびっくりするんですよ。比率から言うとそんなに多くないですけど。例えば前立腺がんが骨に転移してからわかったりすることがあります。前立腺がんだとあまり自覚症状がないですから。

でも、早期発見できた人もいるし、食道がんとか胃がんなら、内視鏡でつまんでとるだけで終わっちゃうという幸運な人もいます。がんでもいろいろですね。

横田 たとえ幸運な段階で見つかっても、心理的に最初から参ってしまうような方もいらっしゃるんでしょうね。

帯津 いますね。それから死生観っていうのはそれぞれ意識していようとしていなくても、なんとなく持っているものですよ。

特に女性にはいつも感心させられます。うちの池袋のクリニックは、がんの患者さんのいろんな相談を受けるんですけれど、九割ぐらいが女性です。ですから乳がんなんかも相談が多いんです。川越はそうでもないんですけどね。

でも、たとえば大きな病院で手術をしなさいとか、抗がん剤をやりましょうって言われて、びっくりして私のところへセカンドオピニオンの手紙を持ってくるんです。ところが、その人たちにとってセカンドオピニオンは口実であって、手術とか抗癌剤から逃げたいわけなんです。

それで私に手術や抗がん剤はやりたくないとおっしゃる。私も昔は外科医だったものですから、手術すれば簡単なのにと思う人にはちゃんと手術を勧めるんですが「もう死んでも嫌です」って言うんですよね。抗がん剤なんかも嫌だって言いだしたら、やっぱり絶対死んでも嫌だっていいます。

逆に、抗癌剤を平気で一〇年使っている人もいます。これも女性。だから女の人の方が、やっぱり自分の命に関して男性よりも真剣に考えているのかもしれません。

「命に寄り添う医療」との出会い

帯津　管長さんの前であんまり生意気なことは言えないけど、「生と死の統合」とは要するに患者さんと医療者が寄り添い合うことだと思っていたんです。実は医療の「治す」「癒す」は方便であって、寄り添い合うってことが本質だろうと思います。

だからとにかく両方が気持ちよく寄り添い合えばいい。

そんなことをだいぶ前に全生庵さんの講座で話したら、全生庵さんとご縁があって時々私の話を聞きに来ていた方が、私の帰りがけに近づいてきてこんなことをおっしゃいました。

「先生が言われた『寄り添い合う』ことについては大賛成です。ところが寄り添うには体で寄り添う、心で寄り添う、命に寄り添うってことがあると思います。お医者さんや看護婦さんが寄り添っているのはせいぜい心までで、命に寄り添っている人はあんまり見かけませんね」と。

私、そんなことを考えたことがないからびっくりして、「どういうことですか」っていったら、「それは医療者の方が死を命の終わりとして見ているから寄り添えないいんです。死を命のプロセスの一つとして考えれば、死の向こう側が見えてきます。そうすると寄り添う気になるんです」って言われて、「うーん、そうか」と頭を殴られたような気がしました。それから命に寄り添うってことを考えるようになったんです。

命に寄り添うということを考えていくと、やっぱり死後の世界がある程度確信できないといけない。ホリスティック医学はこの世だけを見るんじゃない。あの世も一緒に見ていくもので、「生と死の統合」を果たし、喜んであの世に向かって入っていくということを言い出したんです。それは今、本心になってきています。自分もそうしようと思っていますね。向こうがわかった時に初めてあちらへスムーズに行くというのかな。

あんまり抵抗なくそういうことができることが本当の「生と死の統合」であ

り、生きている人がみんな「生と死の統合」を果たして、ある展望を持って死後の世界に向かっていく。ある時から、そういう世の中を作ることがホリスティック医学の究極じゃないかって思うようになりました。患者さんが亡くなるときにもそういう気持ちで逝ってもらいたいと。

看取りの場にも僧侶が立ち会う

帯津　私に「命に寄り添っている人はあまり見かけませんね」とおっしゃった方、実は臨済宗のお坊さんで、その後医者になったんです。対本宗訓《つしもとそうくん》*さんとおっしゃる方です。

　全生庵の先代住職の頃にお寺にいらしたんです。彼の一言が私には非常に勉強になりました。

＊　対本宗訓師　臨済宗の老師。京都大学卒業後、天龍寺僧堂で修行。若い時から臨済宗の俊英として知られ、三八歳で臨済宗佛通寺派の管長・僧堂師家となるが、その後医学を志して二〇〇〇年に帝京大学医学部へ進学。「僧医」として活動を続ける。現在秋田県大館市の大館記念病院名誉院長、青森県弘前市の弘前メディカルセンター院長・理事長を務める。

横田　ああ、対本師ですか。

帯津　対本さんはその後、私の病院に一年間週に一度、私の回診につくために来てくれていたんです。彼が言うには、「命に寄り添う手伝いをしようと思って私がいろんな病院に入ると縁起が悪いと言われるんです。頭を丸めて僧衣で行くのはやりにくくてしょうがないから、いっそのこと医者になってしまおうと帝京大学医学部に入りました」と。

横田　おっしゃる通りで、坊さんには壁がございますね。

キリスト教はチャプレンって長い伝統があるのでいいんですけれど。我々も臨床宗教師とか臨床仏教師などの講座を開いて、うちの大学（花園大学）でもやっているのですが、勉強してもなかなか出番がない（笑）。何しろ多くの方は坊さんとは不祝儀の時にしか会いませんので、姿を見れば「縁起が悪い」と思ってしまうらしいのです。

でも、だんだん変わっていくのではないかと期待しています。

鎌田實先生の諏訪中央病院には毎年お話ししに行っているんです。病院に伺うのに僧衣では悪いかなと思いましたが、諏訪中央病院の先生もいろいろ勉強しておられますから「死について話をしてください」とおっしゃってくださって、僧衣のままでお邪魔しています。そうやって受け入れてくださるところも出てきていますから、だんだんと変わっていけばいいなと思っております。

末期がんを受け入れた人々
おお悪いな、先にいくぜ。向こうでまた会おう。

横田　先生の病院に来られた方の中で、「生と死の統合」を果たされて、病になっても心身のバランスがとれた状態で逝かれる方というのはそれなりにいらっしゃいますか？

帯津　ええ、いますね、いい例があります。

私の幼友達ですが、中学まで一緒で、高校入学の時に別れて以来ほとんど会ったことがなかった人がいます。どんな家庭を持って、どんな職業についていたということは何となく人づてに聞いていました。彼は中堅製薬会社の工場長までいったんですよ。

私たちが七五歳になったある日、彼が私のところに訪ねてきました。

「どうした？」って言ったら、「肺がんの末期でもう緩和ケアに行けって言われたんで、あなたを思い出してきたんだ」と。で、私にその緩和ケアをやってくれってわけですよね。家が近いですから二週間に一度通ってきてもらうことにしました。その時にいろいろ話したり、漢方薬を作ったりするからと。そこで私の病院にくるようになったんです。

横田　幼友達に先生がいらしたのは恵まれていますね。

帯津　二回ぐらい来たら、「良ちゃんよ、やっぱりもう先はあんまりないんだから酒でも飲もうじゃないかね」って言うので、川越の割合に有名な割烹料理店へ月にいっぺん飲みにいくことにしました。最初は二人だけで飲みに行っていましたが、そのうちに看護師さんを誘ったりして、四、五人で飲むこともあったんですよ。もう彼は肝臓にも転移していたのに、酸素ボンベを抱えながら飲んでるんです。ニコニコして。

一年ぐらいした時に突然、私に何の前触れもなく病院へ救急車で来たんですよ。「どうしたんだ」って言ったら、「もうダメだ」って言うんです。「もう苦しくてしょうがない。だから入院させてくれよ」って。それで入院して、私が落ち着いたころを見計らって病室へ行ったら、とってもいい笑顔でね。「おお、悪いな、先に行くぜ。向こうでまた会おう」って言ったんです。それから一週間ぐらいで亡くなりました。最期も本当にいい笑顔でね、これはいいなと思って。

横田　それは素晴らしいです。

末期がんを受け入れた人々

先生、また宇宙のどこかでお会いしましょう。

帯津　それから女性の患者さんで、もう末期の卵管がんの方がいらっしゃいました。まだ四〇代なんです。私の病院に入院して気功もやっていたんですけど、退院して通うようになってから、やっぱり少しずつ病状が進んできたらあまり来なくなったんです。で、心配していたら手紙が来ました。

「家族に迷惑をかけるしホスピスに入ることにしました。私はホスピスなんて初めての経験なので、ちょっと心がときめいたんです。どんなところだろうと。だから先生の所には伺えなくなりました。

でも先生。せめて六〇代だったらよかった。四〇代だとやっぱり、この世にかなり未練があります。だから辛いです。でももう、ホスピスに行くことに決めましたから」

そして最後に「先生、また宇宙のどこかでお会いしましょう」って書いてあるんです。

こういうことを言われた私は、なんだかほのぼのとした気になってね、いいものですよね。人それぞれ、スタイルは違ってもいろんな意味で死を受容して自分の生涯を完成させるというのかな。「これが俺の生涯だった」っていう感じを持つ人がよくいるので、我々としては非常にありがたいと思っています。

横田 そうですか……。

コラム❽

ホリスティック医学とは

ＮＰＯ法人 日本ホリスティック医学協会では、次のように定めています。川越の帯津三敬病院でも実践しているので、体験できます。

ホリスティック（全的）な健康観に立脚する

人間を「体・心・気・霊性」などの有機的統合体ととらえ、社会・自然・宇宙との調和にもとづく包括的、全体的な健康観に立脚する。

自然治癒力を癒しの原点におく

生命が本来、自らのものとして持っている「自然治癒力」を癒しの原点におき、この自然治癒力を高め、増強することを治療の基本とする。

患者が自ら癒し、治療者は援助する

病気を癒す中心は患者であり、治療者はあくまでも援助者である。治療よりも養生、他者療法よりも自己療法が基本であり、ライフスタイルを改善して患者自身が「自ら癒す」姿勢が治療の基本となる。

様々な治療法を選択・統合し、最も適切な治療を行なう

西洋医学の利点を生かしながら中国医学やインド医学など各国の伝統医学、心理療法、自然療法、栄養療法、手技療法、運動療法などの各種代替療法を総合的、体系的に選択・統合し、最も適切な治療を行なう。

病の深い意味に気づき自己実現をめざす

病気や障害、老い、死といったものを単に否定的にとらえるのでなく、むしろその深い意味に気づき、生と死のプロセスの中で、より深い充足感のある自己実現をたえずめざしていく。

第3章

品位ある生き方をめざす

それぞれの死生観

仏教への関心が芽生えたとき

帯津　管長さんはそもそもどういうきっかけで仏門に入られたんでしょうか。お寺のお生まれではないですよね。

横田　はい、実家は和歌山県新宮市の鉄工所です。もともとは鍛冶屋ですね。紀州は林業が盛んで、山で伐採した木材を川に流して運ぶんですが、筏にした木材を止める鎹《かすがい》を作っていたそうです。その後は建設資材の鉄骨を作るようになりました。

仏門に入ったきっかけというのが、私が二歳の時に祖父が肺がんで亡くなったことなんです。

祖父は戦争に行くのが嫌で、軍隊に取られることが少ない国鉄（現ＪＲ）に入ったんですが、昔の汽車は石炭を燃やす蒸気機関車ですので相当煤塵を吸います。それが原因で肺がんになったのではないかと言われておりました。六〇歳くらいでしたね。一緒に暮らしていた祖父が肺がんで亡くなったことが、私が死というものに対する大きな疑問を抱くきっかけになったんです。

親は「お前は小さかったから何も覚えていないだろう」と言うのですが、克明に覚えていて、お葬式にお坊さんが何人来ていたかちゃんと記憶にあるんです。

帯津　二歳とは早いですねえ。ある程度、事情はわかるものなのですね。

横田　それが記憶の始まりです。よく「早い」と言われますけれど、三つ子の魂百までです。

それ以後ずっと「死ぬとはどういうことか」と考え続けてきました。

祖父が亡くなったころは、あと十年すれば人類はがんを克服するなんて言われていましたが、そんなに簡単ではなかったですね。がんの苦しみはずっと続いています。このことがきっかけで、死ぬっていうのはどういうことなんだろうかということを考え始めます。小学生の頃から坐禅を始めまして、こんにちに至っております。ずっと坐禅だけしているわけです。

祖父が亡くなってからちょうど五〇年の時に、日本肺癌学会っていうところから死について講演してくださいと言われて、なんというご縁かと思いましたね。

小学生でも坐禅になんとなく引かれていった

帯津　回りの子どもたちは全然死についてなんて考えていなかったでしょう。管長さんは遊んでいても、おじいさんの死がいつも頭にあるわけですよね。

横田　そうなんです（笑）。小学生、中学生の頃は、自分の考えを言っても誰からも相手にされませんでした。みんなで楽しく遊んでいても、ふと「死んだらどうなるんだ？」と考えるわけですよ。運動場でみんなで遊んでたって、死んだらどうなるのか、それを考えないと呑気に楽しく遊んでられないじゃないのって。こういう変な子どもでした。

帯津　それを回りの大人にもお聞きになるわけですよね。

横田　そうです。でも大人からの返事はないですよね、当然。それで禅宗のお寺に坐禅に行って。どういうわけか、坐禅したらわかるんじゃないかなと思ったんです。

帯津　小学生の時ってのはすごいです（笑）。

横田　いやいやいや、それしかしなかったっていう、ただそれだけでございまして。
　もう一つはやっぱり身体的なことにも関心がありました。私は今でこそ普通の身長になりましたけれど、小学生の頃はとても小柄だったんです。いつも前から二番目か三番目ぐらいで。それで坐禅に通う前から身体を強くしたいと思って剣道をやっていました。そうするとね、なんか坐禅したら強くなるんじゃないかなって思い始めた。そんな野心があったことも事実です。何か精神的なものがあるんじゃなかろうかと思ってですね。山岡鉄舟*の話をいろんな人に聞いたり、自分で本を読んだり。そういうようなところから禅というようなところにますます引かれていったっていうところはありますね、はい。

帯津　山岡鉄舟といえば谷中の全生庵ですね。その頃から全生庵とはご縁があった。

横田　今思えばそうですね。

＊

山岡鉄舟　剣術家、幕臣、宮内官僚。幕末から明治にかけて剣客として活躍したのち、幕府の講武所で剣術の教授方世話役となる。その後一五代将軍・徳川慶喜の警固役として精鋭隊頭に任ずる。明治維新の混乱期には徳川家存続のため駿府へ赴き、西郷隆盛に談判。勝海舟との会談を実現し、江戸城の無血開城に貢献した。維新後、静岡藩権大参事、伊万里県令などを経て宮中へ出仕。侍従や宮内小輔などを歴任し、明治天皇の側近として仕えた。現在の東京都台東区谷中に禅宗寺院「全生庵」を開いたことでも知られる。

急に身近な人や自分に「死」が迫ってくると驚いてしまう

横田　帯津先生の小さい頃は、それこそ戦争の影みたいなものがありましたでしょう。

帯津　もちろん、私は小学校四年の時に終戦ですから。小学校に上がったのが、ちょうど大洋洋戦争が始まった年の次の年ですからね。ちょうど戦中、戦後のもののない時期を小学生で暮らして。もう米なんか食べたことなかったですからね。一家団欒《だんらん》でちゃぶ台を家族で囲んで和やかに食べてるんですけど、お皿の上にはジャガイモしかなかった。ただうちでいろいろ家事をやってくれていたおばさんはハイカラな人で、料理が非常に上手なんです。ジャガイモでもちょっと細工してね。おいしそうにして出してくれてました。子どもだから、なんでもお腹いっぱいになればうまいまずいってそんなにはこだわりはなくって、高級なものを食べようなんて気は全然ないし。それで良かったんです。

横田　お身内で戦死なさった方なんかいらっしゃいますか？

帯津　親戚では何人かおりました。ごく身近にはいなかったんです。いつも家の中に多少死者の影があるということがなかった。

横田　私の実家のあたりですと、居間の中央に立派なお仏壇があって、ご先祖様の写真がたくさん飾ってありましたね。

　あんなご先祖の写真なんかもこの頃見ないですよね。あれはあれで今思うと意義があったような気がします。これがおじいさんでこれがひいおじいさんでなんて、常日頃から見てますわね。今はまずないですね。今はもう仏壇なんて隅っこで小さくなってますよ。昔は一家の居間の中心だったんですけどね。

帯津　だから急に身近な人や自分に「死」が迫ってくると驚いてしまうんですね。

横田　死というものを感じることが少ないんです。

　病院で亡くなることが今ではかなり多いでしょうし。それから最近はお葬式でもよっぽど近い関係でないと、仕事を休んで参列することはしないですね。

帯津　ほんとですね、私も大体お葬式、お通夜はほとんど予定が入っていて出られないです。最近も続けて友人や大先輩のお葬式があったんですけど、私は出られなくて花輪だけを送ったんですよね。「どうせ向こうで会えるから」なんて言い訳みたいなことを言って（笑）。私も八七だからそんな長くこっちにいないだろうと思ってますし。

横田　とんでもありません。

ただ、最近はお葬式ではなく、お通夜に参列することで済ませてしまうようになっています。なんか死のリアリティってものが薄らいでいるということを感じますね。例えば、棺桶の釘打ちっていうのは最近やりませんね。

帯津　ほとんど見かけないですね。

横田　あれが良かったという人もいるんですね。あれでカーンカーンと棺の蓋を打ち付けられると、もうこれで終わりだと覚悟するわけです。でも最近はそういうのをやわらげよう、やわらげようとしている。それがいいのかどうか。

例外なくきれいな死に顔

帯津　それとは別に、やっぱり死ぬときれいな顔になりますよね。みんな。

横田　やはりそうですか。

帯津　これは例外がないって言ってもいいくらいです。

横田　ほう、そうですか。

帯津　みんないい顔になりますね。私はホリスティック医学をやるようになってから
ちょっと考えが変わったんです。外科医の頃は、患者さんは壊れた機械であり
私は優秀な修理工ってね、ちょっと上から目線が恥ずかしいけどそういう気持
ちが多少あったんです。
　しかしホリスティック医学をやるようになると、体に働きかける治療法の他
に、体全体に対してどうするか、命に対してどうするか、そういうことを患者
さんと二人で相談しながら戦術を選んで、それを戦略に高めていくわけです。

そうすると二人とも初めてのやり方にぶつかったりしますので、私の方が上の立場になるとは限らないですね。代替療法なんかだと私も初めて取り組むというものも結構ありますから、二人三脚でやっていくしかない。

横田 なるほど。

帯津 そうすると患者さんがだんだん戦友のように思えてくるんです。軍隊で一緒に生活して一緒に戦ってる。

だからある時、戦友が死ぬ時はね、絶対に見送ろうって思ったんです。

帯津三敬病院は九九床ありますが、そのうち四分の三ぐらいががんの患者さん。週に一人二人亡くなるのも珍しくないものですからね。必ず病棟には受け持ちの医者が何人もいます。私はこの年だから病棟の受け持ちは持たない。それでも亡くなると看護師さんに呼んでもらいます。

亡くなって、受け持ちの医者が「ご臨終です」って家族に言って、それで死亡診断書を書いたりする。一通り終わると看護師さんから私に電話がくる。「すべて終わりましたからどうぞ」って。そうすると私は患者さんのところに行って、患者さんが病室から出るまで多少時間がありますから。そこで枕元に座ってしばらく黙って患者さんの顔を見ています。すると、どんどんいい顔になるんですよ。

横田　見ている間に変わるんですか？

帯津　ええ、早い人は一～二分で変わります。長い人も一時間ぐらいです。もう何とも言えない、いい顔ですね。特に女の人なんかね、「生きていた時こんないい顔してたかな？」というぐらい、いい顔ですよ。

漫画家の手塚治虫さんは大阪大学の医学部にいた人ですが、初めて患者さんの死に向き合った時のことを「患者さんの顔がすーっと変わった。まるで仏様のような顔になった」とエッセイに書いています。「だから自分の漫画の中に命を描く」という大きな柱ができたって。でも私は、仏様とはどうしても思えない。やっぱり人間です。それがなんともいい顔なんですよ。

これは何だろうと。

私はやっぱりこの世のお務めが終わって、「さあ、ふるさとへ帰れるぞ」っていう安堵の表情なんじゃないかと感じています。

だから死後の世界はあると思ってホリスティック医学を組み立てることにしたんです。

ある「戦友」の選び取った死

帯津　私の戦友中の戦友の総婦長が亡くなった時もそうでした。

　私が病院を作る時、それまで勤めていた都立駒込病院の集中治療室にいた、優秀で気配りもできる看護師さんに来てもらったんです。その人がもう本当によくやってくれて、七九歳で隠居するまでうちの病院のために尽くしてくれたんです。

　ところが引退したらロコモになって、運転ができなくなったら、どこにも出歩かなくなって、鬱病になっちゃった。

　それである時私に、こう言ったんです。

「私もう死にたい。先生、一緒に死んで」

「何を言ってんだ」って相手にしなかったんですけれど。でもそれを、三週くらいの間をおいて、三回言われたんです。三回目もやっぱり「何を言ってんだ」って言ったんですけどね。

言ってから「しまった」と思って、ああ、一緒に死んでやればよかった。今度言われたら「一緒に死んでやるよ」って言おうと思っていたら、彼女が一人で死んじゃったんですよ。

横田　ああ、そうでしたか。

帯津　彼女も私も一人暮らしでしたから、毎日朝六時になると彼女に電話してたんです。もうずっと昔から「元気か」ってね。元気を確かめる意味で。そしたらその日だけ出ないんです。三〇分ぐらい経ってかけてもまだ出ない。「ああ、これは死んだな」と思ってねえ。

私は運転ができないので、うちの秘書が病院に出てくる七時半ぐらいまで待って、「ちょっと見てきてくれ。死んでいるかもしれないから」と頼んだんです。行ってみたらやっぱり首を吊って亡くなっていた。それであとはもう変死ということで警察が入って。

お別れの会の時に初めて死に顔を見たんです。そうしたらお棺に入っている彼女がとても良い顔をしているんです。だからやっぱり皆さんいい顔になるんだと思いましたね。

私は「死後の世界がある」と信じています

横田　悩んで亡くなった方でもそうなるんですね。

帯津　はい。私はご遺体を見たのは何人ぐらいになるかわかりませんけど、尊敬していた太極拳の楊名時《ようめいじ》＊先生が私の病院で亡くなった際、それこそ「生と死を統合した」って感じでね、あちらに逝かれたんです。この方は本当に太極拳の大家で、人間的にも素晴らしい方でした。楊先生もいいお顔でしたね。楊先生だけじゃない、みなさんそうなっていく。

それがわかったものですから、私は「死後の世界がある」っていうことを、

＊楊名時　太極拳と八段錦という医療体術を柱として、心と体をすこやかに保ち、長く充実した人生を生きるための健康法。心・息・動の調和をめざすゆっくりとした動きが信条で、稽古した後は疲労感もなく、長く楽しみ、生涯続けることができる万人向けの運動。

確信というほどではないけれど信じるようになって。そうするとこの世だけじゃなく、その人のあの世の生活までも自分の視野の中に入れるという、ホリスティック医学のやり方がだんだんできてきたので、良かったと思っているんですけどね。

横田　私も亡くなった方のお顔を拝見することは多いのですが、先生と違ってその直後ではなくて少し時間が経ってからということになります。大体もう私なんか行く頃は仏様のような顔になっておられて、「こんなにきれいなお顔になってるんですね」って言ってね。我々はそこからがいわば仕事なんです。死の間際まではひょっとしたら大変な苦しみがある場合もあるんでしょうけれども、先生は最後には安らぎになるとお感じになるわけですね。

帯津　はい。こんなこともありました。

私が外来で仕事している時に病棟担当の女医さんから電話がかかってきて、「Aさんが亡くなったんですけど。ご主人がどうしてもそれを信じないんです。『もっと治療をやってくれ』って言うんで困っています。先生、来て説得してください」って言うので出かけていきました。それがもう一時間ぐらい死んでから経ってるんですよね。で、到着したら、そのご主人がいきなり私に抱きついてきてね。「先生、ありがとう。ありがとう」って泣き出したんですよ。あれ、聞いていた話とずいぶん違うなと思ったんですが、話してみると妻の死を信じないっていう態度じゃないんです。それでひょいって横たわっているAさんを見たら、ものすごくいい顔をしてるんですよ。だから妻がいい顔になったのを見て、彼は本当に亡くなったということがわかったんだと思うんです。Aさんは六〇歳くらいの方でまだ若かったから、なかなかご主人は諦めきれなかったんでしょうね。

横田　先生の戦友たる総婦長をやっておられた方は、おいくつぐらいで亡くなったんでしょう。

帯津　八四歳でした。私と同級っていうか、私が二月生まれで彼女が一〇月生まれだから学年は一年違うんですけど。同じ歳なんです。

横田　八四歳で一人、自死しなければならないというのは、なんだか胸が締め付けられるような思いですけれども。まあ、最後はもう安らぎだとご覧になるわけですか。

帯津　はい、あの顔を見るとね。私が向こうに行ったら、酒を飲みながら慰めようと思って。相当強い意志を持っていないとその年齢で死ねないですよ。

私も一緒に死んでやろうかなと思った時に、どういう方法がいいかって考えたんです。最初に思いだしたのはアラン・ドロンの映画「リスボン特急」。私、あの映画が好きだったんですよ、アラン・ドロンが警察の偉い人で出てくるんですけどね。そこに登場するギャングのひとりがピストルで喉を撃って自殺するんですよ。あれがかっこいいなと思ったんですけど、失敗したら大変ですからね。意識のないまま寝たきりになんかなったら悲劇でしょう。それでまあピストルは撃ったこともないから無理だなと思って。

それで少し調べてみたら、日本の場合は首吊りがいちばん多いようですね。そうかと思って自分の住んでいるとこの天井を見たんですけど、綱をかけられるところが一つもない。全部コンクリートで。「みんなどうやってやるんだ？」

と不思議に思ったんですけどね。

横田　そこまで鬱がひどかったということなんですか？

帯津　やっぱり、自由にどこでも車で行って動きまわっていた人が車に乗れなくなってしまったし、足も弱くなったものですから、絶望的になったんだろうと思いますね。

横田　どうなんでしょう、完全な絶望なんでしょうか？　もう自分は十分生きたんだからっていう、ある程度の満足感っていうのもあったんでしょうか。

帯津　ああ、それもあるかもしれませんね。七九歳の時に「仕事をやめさせてくれ」って言ってね。それまで現役の婦長だったんですから。で、私としては「どうぞ」って言って。そしたら、やめて一カ月くらいのうちに彼女、生前葬をやったんですよ。弁護士さんに頼んで遺言書も作って。着々と準備していたんですね。

横田　やるべきことはおやりになったと、思われたのかもしれません。

六〇代以降は人生のゴールデンタイム

帯津　私は今八八歳でね、振り返ってみると、それこそ貝原益軒の養生訓の底流を流れる思想は「人生の幸せは後半にあり」だと思うようになりました。

横田　はい、『養生訓』にありますね。

帯津　だから六〇代以降というのは、私自身振り返ってみても、いい時代だと思っているんですよ。六〇、七〇、八〇。そして、死に対する考え方は、やっぱり八〇代半ば頃からぐっと親しさが増してきましたね。あんまり死が嫌だと思わない。まあ、いざとなったらもういいだろうという気になってきてますよね。でも七〇ぐらいの時は、まだまだ積極的にいろんなことをやろうという気持ちの方が強かったです。だから、だんだん歳を取れば取るほど、死に対する対応もうまくいくんじゃないですか、和やかな気持ちで進んでいければとね。そう思うんです。

横田　「高齢になるほど死は苦痛ではなくなる」っていう話をお医者さんから聞いたことがあるんですけれども、そういうもんでしょうかしらね。身体的にもそうなんでしょうか。百歳ぐらいになると自然と息を引き取っていくようなものでしょうか。

帯津　そうですね。百歳の人を見送ったことはそう記憶にいっぱいありませんけど、九〇歳ぐらいの人はずいぶん見てきました。確かに穏やかですよね。だからだんだん死に近づいて、死を自分のものとして認めるようになるんじゃないですかね。

横田　親兄弟とか友達が先に死んでしまうと、親しい人が向こうに増えていくわけですよね。そういうことも多少影響があるかもしれませんね。

帯津　そうですね。向こうに行って会いたいと思う人が増えていくわけです。楊名時先生なんか私は大好きだったもんですからね。時々一人で飲んでいる時なんか急に会いたくなって「なるべく早く行きたいな」なんて思うんですけど。

横田　こういう俳句があるんですよ。

浄土には待つ人多し落ち椿　『1億人のための辞世の句』（コスモトゥーワン）

椿はポタンと落ちるのです。だいぶ高齢の人が作った俳句ですけどね。そういうふうな気持ちにこうなっていくのかなと。私は死生観の話をするときによくこの句を引用させていただくんです。

それから、

父母の元へスキップ夕映えて　『1億人のための辞世の句』（コスモトゥーワン）

という句もいいですね。夕焼けの中子どもに戻って、お父さんとお母さんのいるところへスキップしながら帰っていくような気持ちで自分は死ぬんだってね。こういうのが日本人的なんじゃないかと。死を迎えるって、そういう句でお話しするとわかりやすいんじゃないかなと思いましてね。

帯津　私も親父お袋をはじめ、楊名時先生のほかにも会いたい人は何人もいるんです。親父は死ぬまで文学青年みたいに、よく本買ってきちゃ読んでたんですよ。商人なんですけどね。

横田　お医者さんではなかったんですね。

帯津　はい。それからお袋はすごく太っ腹で女親分みたいなところがあってね。おもちゃの商売をやっていたんです。私は医学部に入ってから東大のある本郷の近くに下宿していたんですが、金がなくなると川越まで電車に乗ってお袋のところに行き、「お母さん、三万円くれる?」って言うと、ほいって言ってくれるんですよ。何も理由も聞かないで。いいお袋だったですね。そういうことで、両親にも向こうで会ってみたいと思っているんですけどね。

横田　懐かしい人に会えるなら死ぬのも悪くない。やっぱり先生、八〇代半ばぐらいがいろいろ抜けてくるのでしょうか。

帯津　五木寛之先生が『百歳人生を生きるヒント』っていう本を何年か前に出しましたけど、そこで彼は七〇代を「大人の黄金期である」として非常に推薦しているんですよ。ゴールデンタイム。それでね、「ゴールデンタイムをそのまま生きているのがホリスティック医学の帯津良一だ」って（笑）。書いてあるのを出版社が送ってきたんですよ、先生のことが書いてあるからって。その理由がふるってんですよ。「彼は六〇になって女の色気を強く感じるようになったんだから」だって。

横田　ははは（笑）。

まるで隣の部屋に行くように亡くなるということ

帯津　今日お聞きしたいと思ったのは、管長さんご自身が死後の世界をどういうふうに考えていらっしゃるかということなんです。

横田　それはもう、よく聞かれることです。われわれは明日がどんな世界かわからないですよね、本当は。でも明日があると思って安心して、今日働く。明日があると信じているから、今夜はぐっすり寝る。今日、明日、今日、明日とやってるうちにその「明日」が死の世界になるだけじゃないでしょうか。

帯津　ごく自然にあるわけですね。

横田　はい。死の問題について私は子供の頃から考えてきたことは、前にお話しした通りです。高校生の時でしたけれども、ある禅宗のお坊さんが画家の横尾忠則さんと対談していらっしゃったんです。「老師、死というのはどういうものですか？」と横尾さんが訊ねると、その老師は「小便に行くようなもんだ」って言ったんですね。この答えには非常に感銘を受けました。だから小便をしに手洗いに行くっていうのは、準備も用意もしないですね。その時が来たらパッと行くだけだっていう意味だと。何ら特別なことではないという気持ちなんでしょうね。「なるほどな」と思ってね。講演ですと「小便に行く」というのはちょっと言葉の響きが良くないんで「『ちょっと風呂に行ってくるよ』っていうぐらいの気持ちで行きたいなと思ってるんだ」っていうお話をするんですけども。

山本玄峰老師という有名なお坊さんが亡くなる時、「旅に出る着物を用意しろ」って言って亡くなったそうなんです。お付きの人が「まるで隣の部屋に行くように自然に亡くなった」と言ってましたけれども。山本老師は九六歳でしたが、最後まで現役でお酒を召し上がっていたそうです。

帯津　ああ、いいですね（笑）。

横田　で、最後は断食したんですね。

帯津　そうでしたか！

横田　九六まで生きて、もう自分はなすべきことをなしたと。もうこれで終わりにすると。それで断食を始めようとなさいました。それが年末で。全生庵の先代のご住職が当時おそばに仕えていて、玄峰老師の名前で年賀状を書いたところだったそうなんです。

「老師、年が明けて死んだ人から年賀状が来たらみんな縁起でもないから、もうちょっと生きてください」

「あ、そうか。じゃあ、暑からず寒からず、気候のいい時にしよう」

ってことで、五月半ばから断食を始めて六月三日に息を引き取ったんです。

九六ぐらいになると、それぐらいもう死というものが別世界のことではなく、隣の部屋へ行くぐらいの感じになるんでしょうかしらね。それなら別に力まなくたっていいんじゃないかと思っているんですけども。

帯津 本当にいい話ですね。

横田 そうなるためには、やっぱりもうちょっと長生きしなくちゃと私も思っているんですけど。今の私の年齢だとそんなふうには死ねません。やっぱり九〇、百になりませんとね。

帯津　それは自然体でそうなれる年齢がありますよ。

好きなことをやって、自然にあちらの世界に行く

横田　先生はあくまでも自然体が良いと思われているわけですよね。帯津三敬病院で亡くなった同級生の方のお話でも、お酒を禁止しないわけですよね。普通ですと「お酒は絶対ダメ」って言いますけれど、それよりも元気で楽しく過ごせるならお酒を飲んだっていいんだって、これも一つの考えですよね。

帯津　そうですね、だからうちの病院に入院されているのはがんの患者さんがほとんどですけど、私の場合、酒は全部を許可しています（笑）。楽しく飲めばいいと。そういう人は無茶な飲み方はしませんからね。楽しく飲めばむしろ免疫力にはプラスになります。だから患者さんが私の診察に来ると最初から酒の話ですね。「飲んでますか、先生？」なんて言いながらね。だって、病気にお酒が悪いということはない。免疫を高めるような喜びを与えます。治療的なことができなくても希望は持った方がいい。だから酒も勧めるんです。

うちの病院で患者さんに酒を持っていくのは私だけ（笑）。看護師さんにわかんないように午後行くの。午前中は回診だから。渡すと嬉しそうでねえ。それで免疫力が上がるんです。隠れてやっていたのに、隠れないでもこの頃は文句言われなくなった。酒瓶を持って行った時の嬉しそうな顔！　これはやめられない。渡すと、誰も見ていないのにさっと隠す人がいる。ある人はね、私が焼酎を何回か届けたら、亡くなった時にご家族がお葬式の風景を写真に撮って届けてくれました。位牌のところにお線香が立ててあって、私があげた焼酎も供えてあった。その人は幸せですよ。

横田　でもタバコはダメでしょうね。

帯津　いや、タバコも場合によってはね。

実はある胃がんの手術をした患者さんが外来に通ってきていて、手術からもう二年ぐらい経っていたんですけどね。奥さんが帰りがけに「先生、うちの人またタバコ吸ってるんですよ。厳しく言ってください」って言うんです。だからその人に「一日何本吸っているんですか」って言ったら、「一日三本です」だって。「三本じゃ奥さん、これは養生法ですよ」って言ったんです（笑）。朝起きて何時に一本目を吸おうかって考えただけで楽しくなるって。一本吸って、あと二本になったら次はどこで吸おうかと楽しみにしてるんです。それなら、こんなにいい養生法はないですよ。

本人は嬉しそうにしていましたが、奥さんは苦虫を噛み潰したような顔して帰っちゃった。それを私は連載していた『週刊朝日』に書いたんですよ。そうしたらJTの「TASC（たばこ総合研究センター）」から電話がかかってきた。「先生のあの記事を読みました。つきましては先生にご一献差し上げたいと思うんです」って。それで二人青年がやってきて、私を川越の中華料理の店に連れて行って、がんがん飲ましてくれたんです。タバコも養生法だって書いたもんですから（笑）。

横田　好きなことをやって、自然にあちらの世界に行く。そうありたいものです。私もいざとなったらぜひ帯津三敬病院に入りたいですね。

帯津　ぜひどうぞ。

最後に考えておきたいこととは

横田　ところで先生はお墓のことはどうなさっておられますか。お墓の心配をする人が多いですし、昨今は墓じまいの話題も多いですが。

帯津　実は十数年前に私の家内が死んだ時、帯津家の墓の中にいるといじめられるんじゃないかと思ってね。まあ、家内はいわばよそ者ですからね、それで全生庵さんに「お墓空いてないですか?」ってお聞きしたら「ちょうどいいのがありますよ」って（笑）。そこにうちの家内を入れたんですよ。だから時々墓参りに行きます。何しろご縁の深い全生庵さんですから、私も安心なんですよ。
　今日は管長さんにお会いできてよかった。こんなに偉い人と会うなんてどうしようかと思っていたら、気さくな方で。
　最後に一つ、お伺いしたいことがあります。管長さん、「女」はどうですか。

横田　先生ねえ、女性については大きな課題ですね。今の務めが終わったら次はと思っているんですが。よく、「今後どうしますか?」と聞かれるんですが、私は「燃えるような恋がしたい」とお答えしております（笑）。

帯津　それはいいですねえ！　人生、なんたって「ときめき」ですよ。よかった、今日はこのお返事を伺えて。

横田　その際には、先生、ぜひご指南をお願いいたします（笑）。

あとがき

横田南嶺

帯津先生に初めてお目にかかったのは致知出版社の会合でありました。帯津先生に接して、なんと自然な方だ、大らかな方だと感じました。対談をしてみてなおのこと、帯津先生は自然体でいて、すべてを包み込むような大らかさがあって、それでいて強い信念を持っていらっしゃると思いました。

初めインターブックスから、帯津先生との対談の企画についてお話をいただいた時には、驚きました。私にとって帯津先生は仰ぎ見る方であります。円覚寺では毎年夏期講座を開催していますが、私の記憶では千人を超える方が集まって、円覚寺に入りきれなかったことが二度ありました。その一回は、帯津先生に講師としてお越しいただいた時でした。

その時には私はまだ円覚寺の管長ではなく、修行道場の指導者という立場でした。会場が満員で入りきれないということで、修行僧たちと共に帯津先生の講演を拝聴せずに、道場に帰っていったことを覚えているのです。

あのときは残念な思いをしましたが、この度対談のお話をいただいて、帯津先生と何時間もかけて直にお話を聞けただけでなく、お食事までご一緒できて、至福の時を過ごさせていただきました。私の生涯の中で忘れ得ぬ思い出となることは間違いありません。

最近私が力を入れて取り組んでいることに「イス坐禅」があります。坐禅というと手を組み足を組んで、じっと我慢するという印象が強いと思います。最も本格的に坐禅しようとすれば、昔から行なわれている結《けっ》跏趺坐《かふざ》という足の組み方をします。

しかし、現代の多くの方は、座る生活には慣れていません。イスの生活がほとんどになっています。正式な足の組み方をするには、ある程度の訓練が必要です。

そこでイスで座れる坐禅があるだろうと思ってあれこれと試行錯誤を重ねてきました。坐禅で大事なことは、腰が立って、余計な力が抜けて、静かに深い呼吸が自然と行われて安らかな心になることです。このことであれば、イスに座っても十分できると思ったのでした。

ただイスに座るというのは不安定な姿勢であり、腰を立てるのが難しいのです。そこでいろいろと工夫してみました。イス坐禅の会も始めてみたのですが、首や肩や腰の凝りをほぐしてゆっくり準備体操をしてから腰を立てるようにしています。

これからはどんな人でも気軽に取り組めるイス坐禅に大きな可能性を感じています。

私どもの宗祖である臨済禅師（八六七年没）は、「仏法には、造作の加えようはない。ただ平常のままでありさえすればよいのだ。大便や小便をしたり、着物を着たり、飯を食ったり、疲れたならば横になるだけだ。愚人は笑うであろうが、智者ならそこが分かる。」と仰っています。私は、ここにこそ人間の尊厳があると思っています。

何かを成し遂げることも素晴らしいことに違いありませんが、人間はやがて年をとって、ご飯を食べて大小便をして横になるだけとなってしまいます。しかし、そうして生きていることが素晴らしいと思うのであります。若い人が「生きることの意味」を問うときには、私はいつも「生きることが意味だ」と申し上げています。

できれば明るく元気で生きたいものです。本書を手にした方が元気で長生きしてくださるようにとお祈りしています。

対談の最後に、女性について問われたのは驚きました。かつてスタジオジブリの鈴木敏夫さんと対談した折に「いつか自由になったら、燃えるような恋をしてみたい」と語ったことがあったのでした。鈴木さんは、この言葉を随分とお気に召したようでした。思えば、禅の道に恋して歩んできたように思います。恋は見果てぬ夢でありましょう。帯津先生からいただいた私の課題でもあります。

ともあれ、帯津先生と対談させていただく機会にめぐまれて、インターブックスの松元洋一社長、そして対談を編集してくださった方に心から感謝しています。

２０２４年４月

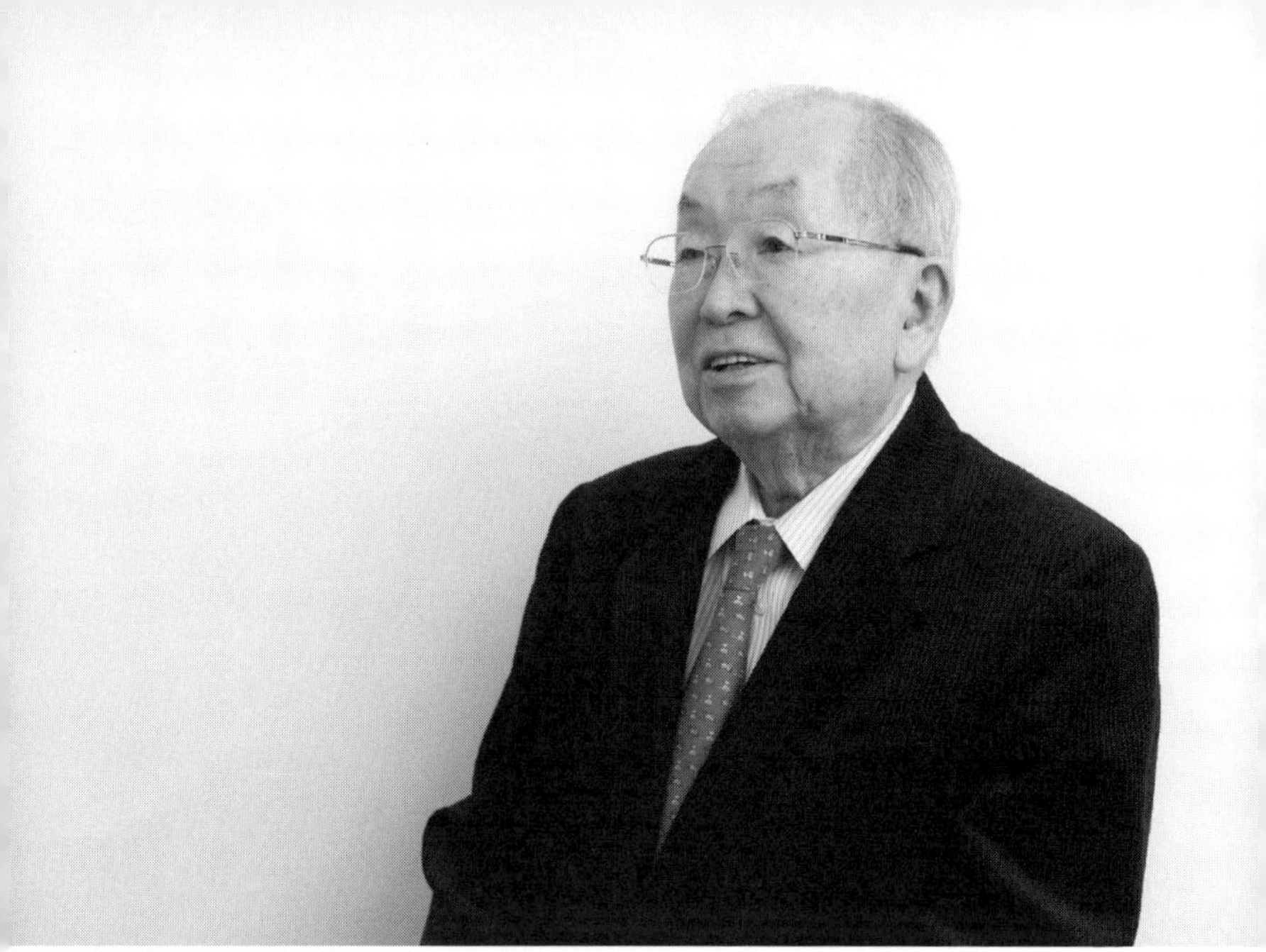

帯津良一

医師／帯津三敬病院名誉院長

1936年埼玉県川越市生まれ。東京大学医学部卒業、医学博士。東京大学医学部第三外科に入局、都立駒込病院外科医長などを経て、1982年、埼玉県川越市に帯津三敬病院を設立。2004年、池袋に統合医学の拠点、帯津三敬塾クリニックを開設。日本ホリスティック医学協会名誉会長、日本ホメオパシー医学会理事長。著書に『代替療法はなぜ効くのか？』『ホリスティック養生訓』（以上、春秋社）『健康問答』（五木寛之氏と共著　平凡社）など多数。

https://www.obitsusankei.or.jp/ryoichiobitsu

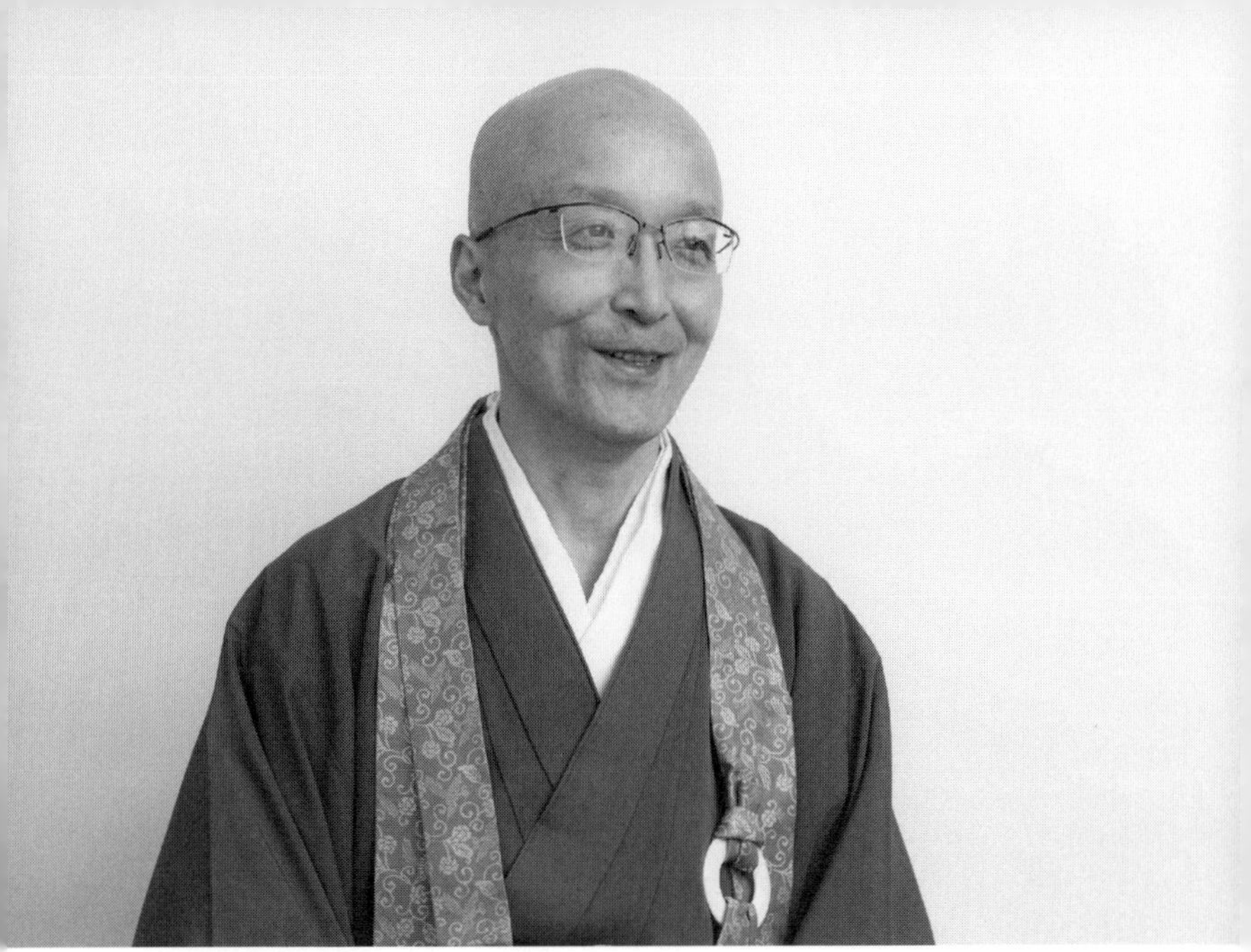

横田南嶺

臨済宗円覚寺派管長／花園大学総長

1964年和歌山県生まれ。大学在学中に出家得度し、卒業と同時に京都建仁寺僧堂で修行。1991年より円覚寺僧堂で修行し、1999年、円覚寺僧堂師家に就任。2010年、同管長に就任。2017年、花園大学総長に就任。著書に『自分を創る禅の教え』『禅が教える人生の大道』『人生を照らす禅の言葉』『十牛図に学ぶ』（以上、致知出版社）、『仏心のひとしずく』『仏心の中を歩む』（以上、春秋社）などがある。

https://www.engakuji.or.jp/blog/

装丁・本文デザイン　大森　裕二
著者写真　窪徳　健作
本文イラスト　杉本　綾子
ＤＴＰ　竹中　誠
執筆協力　千葉　望
編集協力　笠原　仁子
校正　三瓶はるみ

心とからだを磨く生き方

二〇二四年六月十一日　初版第一刷発行

著　者　帯津良一、横田南嶺

発行者　松元洋一
発行所　株式会社インターブックス
〒一〇二-〇〇七三　東京都千代田区九段北一-五-一〇
ＴＥＬ：〇三-五二一二-四六五二
ＦＡＸ：〇三-五二一二-四六五五
Email address：books@interbooks.co.jp
Website：https://www.interbooks.co.jp

印刷・製本　シナノ書籍印刷株式会社

Printed in Japan　ISBN978-4-924914-88-9 C0095

インターブックスの本

いろはにほへと

鎌倉円覚寺　横田南嶺管長　ある日の法話より

円覚寺居士林 編

B6判変／96頁
オールカラー
本体700円＋税

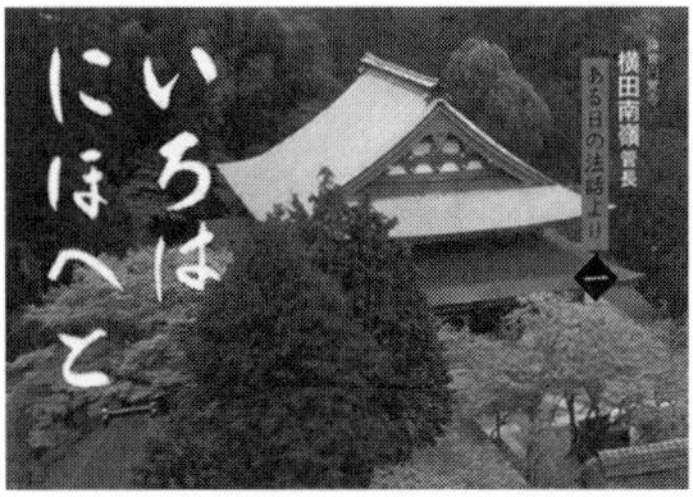

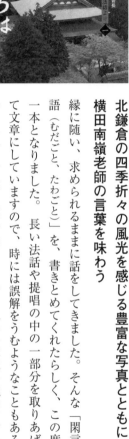

北鎌倉の四季折々の風光を感じる豊富な写真とともに横田南嶺老師の言葉を味わう

縁に随い、求められるままに話をしてきました。そんな「閑言語（むだごと、たわごと）」を、書きとめてくれたらしく、この度一本となりました。長い法話や提唱の中の一部分を取りあげて文章にしていますので、時には誤解をうむようなこともあるかもしれません。私の言葉よりも、きれいな写真を眺めて、一時でもさわやかな気持ちになってもらえば、それで十分です。

（序文より）